Anne Biwer

Handbuch Biorhythmus

Entdecken und nutzen Sie die innere Uhr Ihres Körpers

Stb

Die Graphiken und die Ausarbeitung der Rechenformel im Kapitel
»Wie berechne ich meinen Biorhythmus« stammen von
Munira Langheim-Oomatia

ISBN 3-89767-511-0

Ab 2007: ISBN 978-3-89767-511-7

1. Auflage

Umschlaggestaltung: Murat Karaçay

Redaktion und Satz: Elke Truckses

Herstellung: Reyhani Druck und Verlag, Darmstadt

www.schirner.com

Inhaltsverzeichnis

Rhythmen des Lebens 9

Geschichte des Biorhythmus 14

Was ist der Biorhythmus? 21

Der seelische Zyklus 27
Der körperliche Zyklus 30
Der geistige Zyklus 33
Die Erfolgskurve 36

Das astronomische Jahr und das biorhythmische Jahr 39

Das Biorhythmusleben 42

Periodische Tage und Stunden 44
Familiäre Biorhythmen 49

Mathematik der Biorhythmen 54

Wie berechne ich meinen persönlichen Biorhythmus? 57
1. Berechnung der Lebenstagc 57
2. Bestimmung des Zyklustages 60
Beispiel der Fortschreibung 63
Rechenhilfen 73

Deutung der verschiedenen Kurvenkonstellationen 76

Biorhythmische Bewertung verschiedener Situationen ... 105

Prüfungen 106
Entscheidungen 107
Für fröhliche Feste 107
Künstlerisches Schaffen, Kreativität 108

Biorhythmus und körperliche Leistung 110

Biorhythmus und Vermeidung von Sportunfällen 112
Biorhythmus und Krankheitsverlauf 113
Biorhythmus und Operationen 115
Biorhythmus, Schlaganfall und Herzinfarkt 116
Biorhythmus und Unfallvermeidung 117
Biorhythmus und Tod 118
Biorhythmus und Geburt 119
Kinder und Biorhythmus 122
Läßt sich der Biorhythmus einer glücklichen
Partnerschaft bestimmen? 123

Mit dem Biorhythmus leben 127

Beispiele aus dem Alltag: Heilung, Beruf und Liebe 132

Heilung einer Knieverletzung – ein Beispiel aus meinem eigenen Leben 132
Das gelungene Bewerbungsgespräch – Beispiel aus dem Berufsleben 137
Sich verlieben – das Beispiel zum Thema Liebe 140

Quellentexte 143

Rhythmen des Lebens

Die Natur folgt einem rhythmischen Zyklus, und seit Jahrtausenden versuchen die Menschen, diese Gesetzmäßigkeit an sich und in ihrer Umwelt zu entschlüsseln.

Dabei ist nur eines sicher: Es gibt viele verschiedene Rhythmen, die uns prägen.

Der offensichtlichste Rhythmus ist der Tag-und-Nacht-Rhythmus, der durch unseren Hormonspiegel, besonders durch das Melatonin, beeinflußt wird. Wenn Tag und Nacht von Sonnenaufgang bis Sonnenuntergang gemessen werden, sind sie im Verlauf eines Jahres unterschiedlich lang, und genau diese Messung ist in alten Kulturen vorgenommen worden. Unterschiede gibt es besonders da, wo drei oder vier Jahreszeiten die Entwicklung der natürlichen Umgebung prägen; das ist in eher gemäßigten Klimazonen der Fall. Auch das jahreszeitliche Geschehen ist abhängig vom Lauf der Erde um die Sonne. Nahe am Äquator sind Tag und Nacht gleich oder ähnlich lang, im hohen Norden gibt es Wochen ohne Sonnenuntergang und solche ohne Sonnenaufgang. Da unser Überleben eng an Sonnenlicht und Wärme gekoppelt ist, gab es sehr früh kultische Handlungen, in denen die Sonne als eine Gottheit verehrt wurde.

Das Jahr wurde in der Frühzeit der Menschheit in dreizehn Mondmonate eingeteilt. Im Begriff »Monat« ist noch ein Anklang an das Ursprungswort Mond zu finden. Erst sehr viel später, nach mehreren Jahrhunderten römisch-katholischer Kirche wurde in Europa der Sonnenmonat eingeführt, der das Jahr in zwölf Monate einteilt und wesentlich ungenauer ist. Nach etlichen Verwirrungen fügte die Zeitrechnung des Gregorianischen Kalenders (der bis heute gilt) schließlich alle vier Jahre einen Schalttag hinzu – dadurch ist die jetzige Jahreseinteilung einigermaßen genau. Schalttage müssen bei der Berechnung des persönlichen Biorhythmus stets besonders berücksichtigt werden, damit man ein richtiges Ergebnis bekommt.

Zwischen dem Mondzyklus und dem weiblichen Menstruationszyklus gibt es noch einen engeren Zusammenhang als nur die Spanne von 28 Tagen. Ist ein Leben im Einklang mit der Natur möglich, dann ist der hormonelle Zyklus der Frau genau dem des Mondes angepaßt, mit dem Eisprung zu Vollmond und dem Einsetzen der Periode am Neumond. Auch die Gezeiten des Meeres mit Ebbe und Flut werden vom Mond beeinflußt. Die biorhythmischen Kurven mit ihrer auf- und abschwellenden Energie ähneln dem Kreislauf der Gezeiten.

Alle Kulturen haben das Tages- und das Jahresgeschehen in Zusammenhang gebracht und dadurch ein Erklärungsmodell geschaffen, das auch den menschlichen Lebenslauf erfaßt.

In der westlichen Welt ist das philosophisch-medizinische System der TCM (Traditionelle Chinesische Medizin) bekannt geworden. Die TCM kennt fünf Zyklen, die sich in fünf Jahreszeiten, einem Grundtypus und fünf Lebensphasen des Menschen, und auch in seinem Tageslauf widerspiegeln. Die verschiedenen Meridiane (Energiebahnen des Körpers) mit ihrer Yin-und-Yang-Energie entsprechen den Primärrhythmen des Biorhythmus und zeigen ebenfalls den Einfluß der fünf Zyklen. Die Organuhr, die im Verlauf des 24-Stunden-Tages das Einwirken der fünf Elemente auf das Organsystem des Menschen darstellt, läßt sich bis heute in der Naturheilkunde zur Diagnosehilfe einsetzen. So können zum Beispiel unspezifisches Unwohlsein, Hochgefühle oder Schlafstörungen zu bestimmten Zeiten des Tages- oder Nachtverlaufs Störungen einer Organtätigkeit anzeigen. Außerdem wird der weibliche Entwicklungszyklus in sieben, der männliche in acht Jahre unterteilt.

Wahrscheinlich noch älter als die TCM und immer noch aktuell – im Augenblick sogar wieder sich verbreitend – ist das Konzept des Ayurveda. Ähnlich der TCM werden dem Tageslauf, dem Jahreslauf, einem menschlichen Grundtypus und dem menschlichen Lebenslauf drei »Doshas« zugeordnet. Auch die drei Doshas lassen sich als Grundelemente des natürlichen Lebens verstehen. Sie haben zudem eine sehr enge Verbindung zu den drei Grundrhythmen des biorhythmischen Systems.

Dagegen bleiben die Beobachtungen der europäischen Kulturen bruchstückhaft, die Temperamentenlehre des antiken Griechenlands bezieht sich beispielsweise nur auf den Menschen. Sie zeigen auch einen Grundtypus an, der sich im Lebenslauf wiederholt, und dessen Auswirkung auf Gesundheit und Therapie.

Vieles deutet jedoch darauf hin, daß die Kelten eine ebenso hochstehende philosophische Ausrichtung ihrer Rhythmik hatten, wie sie im Ayurveda oder in der TCM beschrieben werden. Auch die Kelten verstanden das Leben in einer Dreifaltigkeit, ähnlich der Dreiheit der Doshas im Ayurveda und den drei Grundperioden des Biorhythmus.

Dies können wir der keltischen Kunst (Triskele) entnehmen und dem, was an Sagen, Brauchtum oder Überlieferung der späten keltischen Zeit erhalten geblieben ist. Leider ist durch den Mangel an schriftlicher Überlieferung allzu wenig von dieser keltischen Kultur verfügbar, auch wenn sie die Kultur des Abendlandes intensiv prägte.

Im 19. Jahrhundert beschäftigten sich sowohl Philosophen wie auch Esoteriker und Naturforscher mit der Sichtbarmachung von Rhythmen.

Die anthroposophische Sichtweise rhythmischer Perioden wird bis heute in pädagogischen, medizinischen und therapeutischen Einrichtungen mit Erfolg angewandt. Sie geht zurück auf die esoterischen Erkenntnisse Rudolf Steiners*. Er versuchte, ein europäisch-abendländisches Modell zu beschreiben, das – ähnlich ganzheitlich wie der Ayurveda oder die TCM – sowohl die Natur als auch den Menschen als Teil der natürlichen und der spirituellen Realität erfaßt. Dazu gehört beispielsweise der Siebenjahreszyklus, der in der körperlichen Entwicklung wirkt und sich im Lebenslauf des Menschen durch wechselnde Kräfteverhältnisse widerspiegelt. Auch ein anderer Teil des feinstofflichen Menschen, in der Theosophie der Astralleib genannt, unterliegt einem 7-Tage-Zyklus.

Der Mondzyklus und seine Auswirkungen auf den Menschen werden von R. Steiner »Rhythmus des Ätherleibes« genannt. Unter Ätherleib ist die feinstoffliche Auswirkung geistig-seelischer Kräfte auf den anatomischen Körper zu verstehen. Dieser Rhythmus dauert 28 Tage und entspricht

* Rudolf Steiner, geboren am 1861–1925. Er studierte an der Wiener Technischen Hochschule Mathematik und Naturwissenschaften, daneben Literatur, Philosophie und Geschichte. 1891 promovierte er zum Doktor der Philosophie an der Universität Rostock.

damit dem seelischen oder weiblichen Primärzyklus des Biorhythmus.

Sowohl das astronomische Jahr als auch der 24-(Stunden-)Rhythmus finden sich in der anthroposophischen Rhythmenlehre, und auch wenn die Übereinstimmung sich nicht in allem findet, was Fließ* und Swoboda** schließlich als Gesetzmäßigkeit erforschten, ist die Verwandtschaft doch eng. Alle drei Schriftsteller waren Zeitgenossen und werden die Ansätze des jeweils anderen gekannt haben – so haben sich diese Forschungen sicher auch gegenseitig befruchtet.

Vielleicht ist es ein wenig schwer zu begreifen, daß all diese unterschiedlichen Rhythmen gleichzeitig auf den Menschen wirken können. Aber wenn wir uns vergegenwärtigen, wie vielschichtig allein der Zusammenhang zwischen Mensch und Natur ist, wie wenig wir beispielsweise von den Einflüssen anderer Planetensysteme auf Erde und Mensch wissen, wird deutlich, daß es unterschiedlichste rhythmische Zyklen geben kann und muß.

Es bleibt der Forschung des einzelnen überlassen, zu entdecken, welches zyklische System ihn am meisten beeinflußt. Dann verhilft das Wissen über Lebensrhythmen, das Leben zu erleichtern.

In der praktischen Anwendbarkeit ist das biorhythmische System nach Fließ und Swoboda nicht nur mit allen anderen gewinnbringend zu kombinieren, sondern auch als einfacher Weg für die erfolgreiche Lebensplanung unübertroffen.

* Wilhelm Fließ (1859–1939), Berliner Doktor der Medizin

** Hermann Swoboda (1873–1963), Professor für Psychologie

Geschichte des Biorhythmus

Zwar ist die moderne Geschichte des Biorhythmus und seines Einflusses auf das menschliche Leben vor allem mit dem Namen des Arztes Wilhelm Fließ verbunden, aber schon lange vor diesem beschäftigten sich Forscher und Denker mit der Beobachtung unerklärlicher Rhythmen der Natur. Ein gutes Beispiel ist die Tagebucheintragung des Dichters, Philosophen und Naturforschers Johann Wolfgang von Goethe vom 26.3.1780, die er im Alter von 31 Jahren machte:

»Ich muß den Zirkel, der sich in mir umdreht, von guten und bösen Tagen, näher bemerken, Leidenschaft, Anhänglichkeit, Trieb, dieses oder jenes zu tun, Erfindung, Ausführung, Ordnung – alles wechselt und hält (trotzdem) einen regelmäßigen Kreis. Heiterkeit, Frische, Stärke, Elastizität – und Schwäche, Gelassenheit, Begier ebenso – da ich sehr diät lebe, wird der Kreis nicht gestört, und ich muß noch herausfinden, in welcher Zeit und Ordnung, ja Gesetzmäßigkeit, ich mich um mich selbst bewege.«

Von Goethe wissen wir, daß ihm die Beobachtung der Gesetzmäßigkeit insofern gelang, als der Dichter an »schlechten Tagen« bewußt weniger arbeitete, weil er sicher war, an günstigen Tagen ohne Anstrengung das Doppelte erreichen zu können. So wurde es von seinem Sekretär Eckermann aufgezeichnet.

Johann Friedrich Herbart beschrieb um 1850 ebenfalls rhythmische Veränderungen des menschlichen Geisteszustandes, die er sich aber noch nicht erklären konnte.

Aber auch esoterische Zirkel, wie die Anthroposophische Gesellschaft, kannten sich wiederholende Lebensrhythmen. Rudolf Steiner erwähnte in einem Vortrag (1908/9) vier Rhythmen, die den Menschen beeinflussen, und die von Fließ genannten zyklischen Zahlen 28 bzw. 24 (bei Fließ dann 23) waren ebenfalls darunter.

Es handelte sich um 1900 also um ein Thema, das viele interessierte.

Der Biorhythmus wurde 1906 von Wilhelm Fließ entdeckt. Als Arzt machte er von sich reden, weil es ihm durch die Stimulation einer bestimmten »Reflexzone« der Nasenschleimhaut gelang, weibliche Menstruationsschmerzen erfolgreich zu behandeln. Fließ war über einige Jahre auch enger Freund von Sigmund Freud, und diese durchaus auch wissenschaftlich fruchtbare Verbindung zeigte sich in gegenseitiger Unterstützung bei den Forschungsarbeiten.

Es sind die Rhythmen von 23 und 28 Tagen, die Fließ beobachtete. Ausgangspunkt war zunächst die Betrachtung des weiblichen Hormonzyklus und der Abstände zwischen den Geburten einer Frau. Aber Fließ notierte sich auch genau die Krisen und Heilungsverläufe seiner Patienten, überprüfte den Ausgang von Operationen, ja sogar die Entwicklung von Tieren und das Wachstum von Pflanzen. Durch dieses umfassende Datenmaterial fand sich Fließ in seiner Annahme bestätigt, daß 23- und 28-Tage-Zyklen Grundrhythmen der Natur sind. Folgerichtig nannte Fließ den 28-Tage-Zyklus den weiblichen und den 23-Tage-Zyklus den männlichen Zyklus. Der Gedanke, daß jeder Mensch sowohl männliche wie auch weibliche Anteile in sich trägt, ist heute verbreitet und auch durch die Forschung bestätigt. Im 19. Jahrhundert löste allein schon diese Betrachtung eine ablehnende Haltung bei ärztlichen Kollegen Fließ' aus, denn Bisexualität war damals zwar ein Modethema, wurde aber von konservativer und religiöser Seite heftig bekämpft. Auch Freuds Sexuallehre wurde lange abgelehnt. Später setzte sich die Bezeichnung »körperlicher Rhythmus« für den 23-Tage-Zyklus durch, der 28-Tage-Rhythmus wird heute als »seelischer Zyklus« bezeichnet.

Um 1900 führten Differenzen in der Forschungsarbeit zum Bruch zwischen den beiden Ärzten. Während Sigmund Freud zunehmend mehr Erfolg hatte, kämpfte Fließ sein Leben lang um Anerkennung.

1906 veröffentlichte Fließ sein erstes Buch, »Der Ablauf des Lebens«, weitere Aufsatzsammlungen (»Periodenlehre«) folgten bis zu seinem Tod 1928. Leider sind die Bücher von Wilhelm Fließ mitsamt ihrem verwirrend aufgelisteten Datenmaterial und den weitschweifigen Erwiderungen auf die Anfeindungen seiner Kritiker mühsam zu lesen. Zunehmend versteifte sich Fließ darauf, den Grundrhythmus von 23 und 28 Tagen als alleiniges Grundgesetz der Natur zu beweisen, und geriet dadurch immer mehr ins wissenschaftliche Abseits. Dennoch hatte Fließ mit der Berechnung von Geburten, Krankheitskrisen und -verläufen und den für Operationen günstigen Tagen Erfolg. Er stellte beispielsweise im Verlauf schwerer Krankheiten fest, daß oft auf eine vorübergehende Besserung des Zustands die lebensbedrohliche Krisis folgt. Allein durch seine erhöhte Wachsamkeit in der Behandlung rettete er vielen das Leben.

Parallel erarbeitete Hermann Swoboda eigene Forschungen zum Biorhythmus. Zur Zusammenarbeit mit Fließ kam es nicht, weil Fließ nie von dem Standpunkt abrückte, bei den Forschungen Swobodas handele es sich um »geistigen Diebstahl« und nicht um eine gleichzeitige Entdeckung. Entsprechend seiner psychologischen Vorbildung interessierte sich Swoboda mehr für die Auswirkung der Perioden auf das Seelenleben. Er formulierte seine Beobachtungen zurückhaltender und schloß auch die mögliche Existenz anderer Rhythmen nicht aus. Auf Swoboda geht der Begriff der »kritischen Tage« im Biorhythmus zurück, Fließ selbst sprach nur von periodischen Tagen. Swoboda entwickelte eine Rechenhilfe in Form eines Zahlenschiebers und machte damit die Beobachtung des Biorhythmus für den Alltag verwendbar. Er wurde 1951 von der Stadt Wien mit einer Medaille für sein Lebenswerk geehrt. Zu diesem Zeitpunkt allerdings stockte Swobodas Arbeit, denn er mußte 1945 seine Forschungsunterlagen den russischen Truppen übergeben, und sie tauchten erst nach seinem Tod in der ehemaligen DDR wieder auf.

Um 1920 fügte Alfred Teltschner (1885–1949), Professor für Ingenieurwesen, aufgrund seiner weiterführenden Forschung in Innsbruck den letzten, den geistigen Rhythmus von 33 Tagen, hinzu. Aus diesen drei Kurven, dem körperlichen, seelischen und geistigen Rhythmus, setzt sich heute jede Berechnung des Biorhythmus zusammen.

Der Schweizer Ingenieur Hans R. Früh (1896–1974) entwickelte eine Vielzahl von Rechenhilfen und machte aus der Biorhythmuslehre eine anwendbare Alltagshilfe. Früh integrierte in die Berechnung des Biorhythmus das astronomische und das biorhythmische Jahr. Dies sowie die Berücksichtigung familiärer Biorhythmen und periodischer Tage ermöglichten ihm eine geradezu verblüffende Voraussage von (natürlichen) Geburts- und Todestagen, sportlichen und beruflichen Erfolgen oder Heilungsverläufen nach Krankheiten und Operationen.

Früh bemühte sich unablässig darum, Ärzte für seine Theorie zu gewinnen. Tatsächlich begannen einige Schweizer Ärzte, den Biorhythmus der Patienten bei operativen Eingriffen zu berücksichtigen, und das mit gutem Erfolg. Auch im Sport machte die Anwendung des Biorhythmus von sich reden, weil Früh nach Berechnung der Biorhythmen eines der Spieler die Niederlage einer Fußballmannschaft voraussagte. Es heißt, daß bis heute erfolgreiche Mannschaften aller Sportarten den Biorhythmus ihrer Sportler bei der Aufstellung des Spielteams berücksichtigen. Zeitweise soll auch die Fluggesellschaft Swissair den Dienstplan ihrer Piloten nach Berechnung des Biorhythmus eingeteilt haben, und dies auf Anregung von Hans Früh. 1939 schrieb Hans Schwing an der Eidgenössischen Hochschule Zürich seine Doktorarbeit zum Thema »Über Biorhythmen und deren technische Anwendung«. Dabei beschäftigte er sich mit der Häufung von Arbeitsunfällen an sogenannten »kritischen Tagen«. Während des Zweiten Weltkriegs stockte jede weitere Arbeit zu diesem Thema, in den siebziger Jahren des 20. Jahrhunderts wurde eine weitere Studie über den Zusammenhang des Biorhythmus mit Arbeitsunfällen an derselben Hochschule aufgenommen. Auch hier bestätigte sich die Theorie des Biorhythmus.

Außerhalb Europas gab es in Kanada und den USA Interesse für den Biorhythmus. In den USA wurde die Hersey-Railway-Studie erstellt. Thema dieser Studie waren die Erforschung der Krankheit Morbus Crohn und der Einfluß des Biorhythmus auf die unterschiedlichen Krankheitsstadien.

Ebenfalls mit Arbeitsunfällen beschäftigte sich Dougles Neill an der Marinefortbildungsschule in Monterey in den USA, Anfang der siebziger Jahre des letzten Jahrhunderts. Er konnte das Ergebnis der Schweizer Studie differenzieren, indem er die Arbeitsunfälle in leichte, schwere und solche mit bleibenden gesundheitlichen Folgen für die Beteiligten einteilte. Dabei bestätigte sich die biorhythmische Theorie: 92% der schweren Arbeitsunfälle ereigneten sich in einer biorhythmischen Minuslage der betroffenen Personen. Neill untersuchte ebenfalls Erfolge von Studenten im Zusammenhang mit dem geistigen Biorhythmus, und konnte auch hier den Einfluß der Biorhythmen nachweisen. Weitere Versuche mit Marineoffizieren folgten.

Auch um 1970 gab es Versuche des österreichischen Professors Gottfried Keller in Wien, mit elektrischen Geräten den Biorhythmus am Körper des Menschen meßbar zu machen. Auf dieser Forschung baute der spanische Wissenschaftler Kardas auf und konnte 1977 anläßlich der Gründung der »International Biorhythm Research Association« in Atlanta (USA) seine Arbeit mit Erfolg vorstellen.

Weitere Forschungen untersuchten den Einfluß der einzelnen Rhythmen auf die körperlichen Systeme. Zwischen 1970 und 1980 erschienen im deutschsprachigen Raum zahlreiche Bücher zum Thema Biorhythmus, und alle bemühten sich – bisher vergeblich – um eine wissenschaftliche Anerkennung der Theorie.

Versuche, den Einfluß des Biorhythmus auf den Menschen durch umfangreiches Datenmaterial zu belegen, werden aber immer wieder unternommen, zuletzt von der Londoner Biorhythm Company.

Oft findet man den Biorhythmus parallel zu Horoskopen abgedruckt. Diese Tatsache hat einerseits zur Verbreitung der Kenntnis des Biorhythmus beigetragen, andererseits hat sie Skeptiker noch kritischer gemacht. Die Ähnlichkeit mit der Astrologie besteht darin, daß für eine exakte Berechnung der Biorhythmen, wie beim Horoskop, die Kenntnis des Geburtstages entscheidend ist.

Bedauerlicherweise scheint das Interesse an der Erforschung des Biorhythmus nachzulassen. Geburten werden eingeleitet, die Sterbestunde kann durch lebenserhaltende Apparate hinausgezögert werden, und auch anstehende Operationen scheinen im dritten Jahrtausend nicht mehr den gleichen Schrecken zu verbreiten wie um 1900. Gleichzeitig sind Computerprogramme, welche die Errechnung des persönlichen Biorhythmus kinderleicht machen, problemlos erhältlich. Vielleicht ist es jetzt an der Zeit, daß jeder für sich die Forschung fortsetzt!

Was ist der Biorhythmus?

Was also ist unter Biorhythmus zu verstehen? Genaugenommen handelt es sich dabei um drei Primärrhythmen und ihre Zyklen. Vollständig wird die Auswertung, wenn die Sekundärrhythmen in die Bewertung mit einbezogen werden.

Die drei Primärrhythmen entstehen am Tag, genauer genommen in der Stunde der Geburt. Hier beginnen die Linien des körperlichen, geistigen und seelischen Zyklus am Nullpunkt. Vom Tag der Geburt an steigt die Energie 11 ½ Tage an und fällt daraufhin wieder 11 ½ Tage ab, vergleichbar mit dem zunehmenden und abnehmenden Mond. Dies wird innerhalb eines Koordinatensystems mit einer Kurve dargestellt. Die aufsteigende Kurve repräsentiert das Hoch, die absteigende Kurve das Tief. Nach 23 Tagen ist der körperliche Rhythmus wieder auf seinen Ausgangspunkt zurückgekehrt, und der auf- und absteigende Zyklus beginnt von neuem. Etwa am 7. Tag nach der Geburt ist die Spitze der körperlichen Energie erreicht, der 17. Tag der Minuskurve stellt den Tiefpunkt der körperlichen Energie dar. Diese Hoch- und Tiefpunkte müssen bei einer Betrachtung des Biorhythmus natürlich besonders beachtet werden. Allerdings sind weder der Energiegipfel noch die Schwäche wirklich so punktuell zu verstehen. Meist müssen die Tage vor- und nachher energetisch noch zum jeweiligen Kulminationspunkt dazugerechnet werden. Der höchste Punkt der Kurve steht also für einen Plustag und der tiefste für einen Minustag.

Unter periodischen Wechseltagen versteht man die Stunden, an denen die Kurve wieder die Ausgangslinie kreuzt und die Richtung ändert – also am 12. bzw. 13. Tag nach der Geburt beginnt die Energiekurve sich in die absteigende Richtung zu bewegen. Die Erfahrung zeigt, daß diese Veränderung sehr deutlich empfunden werden kann.

Auch der seelische und der geistige Rhythmus bewegen sich in solchen auf- und absteigenden Kurven. In ständig sich verändernden Variationen kreuzen sich dabei die Linien. So befinden wir uns mal in einem seelischen, mal in einem geistigen Hoch, das keineswegs dem körperlichen Hoch entsprechen muß. Aus diesen vielen Möglichkeiten ergibt sich die auf- und absteigende Energie unseres Lebens. Als sogenannte Erfolgskurve wird eine Linie bezeichnet, die sich aus dem Mittelwert der drei Grundrhythmen errechnet.

Kennt nicht jeder von uns Zeiten, in denen er mühelos Haus- und Gartenarbeit verrichtet, renovieret oder Reparaturen vornimmt? An solchen Tagen dürfte sich die körperliche Energieschwingung gerade in einem Hoch befinden, während an Tagen, an denen jeder Handgriff zuviel Kraft kostet, eine Minuslage bestehen könnte. Selbstverständlich müssen Faktoren wie Alter oder Krankheit mit bedacht werden – und da wären wir dann bei den Kurven des astronomischen oder des biorhythmischen Lebensalters. Im Rückblick erkennen wir auch Jahre, in denen insgesamt mehr Kraft zur Verfügung stand, als in anderen.

Das gleiche gilt für das seelische Befinden. Goethes »Himmelhoch jauchzend, zum Tode betrübt« zeigt etwas von den vielfältigen Stimmungslagen auf, die uns bestimmen. Der äußere Anlaß kommt immer als zusätzlicher Faktor hinzu. Nehmen wir an, der seelische, sogar der körperliche oder geistige Rhythmus befinden sich in einer Tieflage und Sie bereiten Ihre Geburtstagsfeier vor. Sicher wird Sie das wesentlich mehr anstrengen als sonst, Sie zerbrechen ein Glas oder vergessen, den Kuchen rechtzeitig aus dem Backofen zu nehmen. Aber wenn dann die Gäste kommen und das Geburtstagskind mit Geschenken und liebevollen Gesten erfreuen, werden Erschöpfung oder Niedergeschlagenheit keine so große Rolle mehr spielen. Ein schwerer Schicksalsschlag, der als äußerer Faktor in eine Minuskurve fällt, ist folgenschwerer für Ihr Seelenleben, als wenn er in ein Energiehoch fällt. Allerdings hilft das Hoch lediglich, den Schicksalsschlag besser zu bewältigen. Da auch der Biorhythmus anderer Menschen unser Leben beeinflußt, bedeuten Pluskurven nicht automatisch, daß nur Glücksfälle eintreffen.

Wenn man bestimmte Tätigkeiten plant, kann die Beachtung des Biorhyhtmus unterstützend wirken und das Leben nicht nur erleichtern, sondern jede Art von Leistung vereinfachen und effektiver machen.

Es ist eben weiser, sich im Einklang mit seiner Energie zu verhalten und nicht z.B. am Tiefpunkt der körperlichen Energiekurve eine sportliche Höchstleistung anzustreben. Ein Blick auf die seelische Kurve kann aufzeigen, daß an manchen Tagen alles schwarz aussieht, weil die Minuskurve des Seelischen ihren tiefsten Punkt erreicht hat. Wie Goethe es schon vor mehr als zweihundert Jahren bewies, läßt sich sehr viel erreichen, wenn man sich im Einklang mit seinen Energiezyklen verhält. Nicht nur erreichte Goethe das zu seiner Zeit außergewöhnliche Alter von 81 Jahren, er behielt auch bis zu diesem Zeitpunkt seine Schaffenskraft, denn er beendete sein Lebenswerk, das Theaterstück »Faust II«, erst wenige Wochen vor seinem Tod. Und das war ihm möglich, weil er mit Ruhe die körperlichen Minustage zum Kraftaufbau nutzte und sich nicht damit quälte, auch dann Höchstleistungen erbringen zu wollen, wenn es gegen den Rhythmus seiner Natur ging. An anderen Tagen arbeitete Goethe dann um so mehr.

Das können Sie auch! Selbstverständlich hindert Sie keine biorhythmische Minuskurve daran, regelmäßige Routinearbeiten zu verrichten. Im Gegenteil: diese gewohnten Tätigkeiten werden auch dann gut gelingen, wenn die energetischen Wellen gerade keine anspruchsvollen Arbeiten zulassen.

Im Zusammenleben der Menschen verbinden sich viele unterschiedliche Biorhythmen, und wir alle nehmen Einfluß aufeinander. Deshalb können Schicksalsschläge auch in einer Pluslage des Biorhythmus eintreffen, oder Unfälle ereignen sich an Tagen, an denen Sie eigentlich besonders umsichtig und wach sind – auf einer Autobahn lenken eben sehr viele Personen ihren Wagen! Würde aber jeder Mensch Kenntnis von seinen Biorhythmen haben, könnte auch jeder an gefährdeten Tagen besonders vorsichtig fahren oder weite und ungewohnte Reisen ganz unterlassen. Studien haben bewiesen, daß Verkehrsunfälle tatsächlich auf diese Weise zu vermeiden sind.

Ebenfalls ist nachzuvollziehen, daß Menschen mit ähnlicher Biorhythmuslage sich besser verstehen und besser zusammenarbeiten können.

Hans Früh war überzeugt davon, daß nur *ein* Spieler

mit körperlicher Minuslage den Sieg einer Sportmannschaft vereiteln kann. Spannend würde es natürlich werden, wenn zwei Mannschaften mit nach biorhythmischen Gesichtspunkten ausgewählten Spielern sich auf einem Spielfeld gegenüberstünden – aber es wird immer eine bessere und eine schlechtere Leistung erzielt. Deshalb würde in einem solchen Fall vermutlich die besser trainierte Mannschaft gewinnen.

Das gilt auch für den geistigen Rhythmus. Wenn Ihre geistige Kurve sich im Hoch befindet, ist es möglich, daß Sie eine Prüfung auch mit sehr wenig Vorbereitung bestehen. Die geistige Wachheit und Frische würde vermutlich die letzten Reserven mobilisieren und auch nur einmal gehörtes Wissen abrufbar zur Verfügung stellen. Das gleiche Unterfangen wird in geistiger Minuslage sicher mißlingen. Aber ein Student, der sich gut auf seine Prüfung vorbereitet hat, wird auch bei geistiger Minuslage bestehen – auch wenn er danach wahrscheinlich nicht begreifen wird, warum ihm einiges, was er wußte, durchaus nicht »einfallen« wollte.

Wenn der Zeitpunkt eines wichtigen Termins gewählt werden kann – sei es bei Bewerbungsgesprächen, beruflichen Entscheidungen oder Prüfungen, dann ist es allerdings sehr sinnvoll, auch einen Blick auf die Kurve des Biorhythmus zu werfen.

Dasselbe gilt für geplante Operationen. In der aufsteigenden Kurve gibt es weitaus weniger Komplikationen, geringfügigere Blutungen, und die Heilung erfolgt rascher. Wie Früh in seinen Aufsätzen ausführte, lohnt es sich zuweilen sogar, bei dringenden Operationen einen Tag oder auch nur einen halben abzuwarten. Denn sowie die körperliche Energiekurve den Tiefpunkt überschritten hat, steigt sie ja wieder auf, so daß wenige Stunden später bereits eine völlig andere Ausgangslage vorliegt.

Versuchen Sie einmal, Fest-, Theater- oder Kinobesuche oder einfach Treffen mit Freunden auf seelisch positive Tage zu legen – wahrscheinlich werden diese Freizeittermine wesentlich beglückender verlaufen. Sicher wird ein seelisch stabiler und ausgeglichener Mensch die biorhythmischen Schwankungen nicht so dramatisch erleben wie eine Person, die labil ist. Immerhin war die ärztliche Beobachtung kranker Menschen ja auch der Ausgangspunkt der Forschung. Aber an niemandem gehen die Veränderungen des Biorhythmus spurlos vorbei.

So wie ein Team mit ähnlichen Rhythmen besser zusammenarbeiten kann, so dürfte es auch im persönlichen und familiären Bereich unterschiedliche Verläufe des Biorhythmus geben. Gegenläufige Schwankungen und damit eine völlig entgegengesetzte Interessenlage können auf Dauer eine Partnerschaft belasten.

So wirken sich die verschiedenen Biorhythmen auf unser gesamtes Leben aus – ob wir davon wissen oder nicht.

Der seelische Zyklus

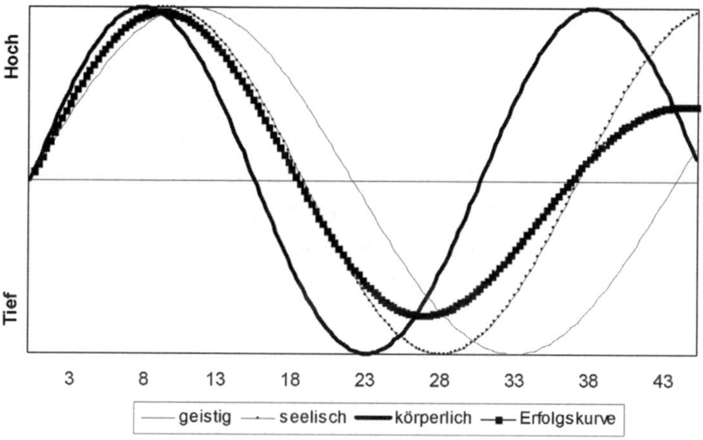

Es ist nicht zufällig, daß als erstes der 28-Tage-Rhythmus beobachtet wurde. Wilhelm Fließ nannte seine Forschung auch die »Periodenlehre« und hatte sich als Hals-Nasen-Ohren-Arzt der Linderung weiblicher Menstruationsbeschwerden angenommen. Klassisch ist der 28-Tage-Rhythmus im hormonellen Zyklus der Frau, und jede Betroffene weiß, wie sich an bestimmten Tagen Schwankungen seelischer oder körperlicher Art bemerkbar machen. Zwar haben manche Frauen einen regelmäßigen kürzeren oder auch längeren Zyklus. Da ein kurzer Zyklus aber zu erhöhtem Blutverlust und dadurch zur Schwächung des Organismus führt und ein verlängerter Zyklus auf eine verminderte Fruchtbarkeit hinweist, weil der Eisprung seltener stattfindet, gilt vom naturheilkundlichen Standpunkt aus nach wie vor der 28-Tage-Zyklus als ideal, wobei es durchaus auch natürlich ist, daß es zu geringfügigen Schwankungen dieses komplizierten hormonellen Gleichgewichts kommen kann. Deshalb gibt es auch sehr wenige Frauen, die tatsächlich zu Vollmond den Eisprung und zu Neumond die Regelblutung erleben, aber wenn es einer Frau vergönnt ist, eine Zeitlang wirklich naturverbunden zu leben, dann stellt sich genau diese Übereinstimmung des hormonellen Zyklus mit dem Mondrhythmus ein.

Was für uns schon Allgemeinwissen bedeutet, war im 19. Jahrhundert für einen fortschrittlichen, an alternativen Themen interessierten Mann durchaus ein Forschungsgegenstand, denn es handelte sich um ein tabuisiertes Thema, das von der Wissenschaft ungern aufgegriffen wurde.

Es war nicht schwer, den Zusammenhang zwischen dem weiblichen Hormonzyklus und dem Mondzyklus zu entdecken. Eine vollständige Mondperiode mit zunehmendem Mond, Vollmond, abnehmendem Mond und Neumond dauert ebenfalls genau 28 Tage.

Deshalb nannte Dr. Fließ den 28-Tage-Zyklus den weiblichen Zyklus. Die Vorstellung, daß auch Männer von einem weiblichen Zyklus beeinflußt würden, löste aber solche Ablehnung aus, daß sich später der Ausdruck »seelische Kurve« durchsetzte. Diese Bezeichnung bleibt jedoch ein etwas ungenauer Kompromiß. Im Sinn einer besseren Verständigung wird die Kurve auch im folgenden die *seelische* genannt, aber genaugenommen bezeichnet sie das weibliche Element, welches in beiden Geschlechtern lebt.

Ausdrucksformen des seelischen Zyklus im Körper sind

der weibliche Hormonzyklus, der männliche Östrogenspiegel, das sensorische und das vegetative Nervensystem. Damit ist auch ein enger Zusammenhang mit dem Verdauungsapparat gegeben, insofern er vom Nervensystem beeinflußt wird.

Im psychischen Bereich repräsentiert diese Kurve das Gemüt, die Gefühle, die sexuelle Aktivität, soweit sie durch Gefühle gesteuert wird, Einfühlungsvermögen, Stimmungen und Verstimmungen. Dadurch sagt die seelische Kurve viel über unser Sozialverhalten aus.

Alle Arten von kreativer Tätigkeit werden durch den 28 Tage dauernden seelischen Zyklus gesteuert. Wegen ihres bedeutenden Einflusses auf die künstlerischen Leistungen wird die seelische Kurve auch von Musikern, Malern, Tänzern, Schriftstellern und Schauspielern (gleich, welchen Geschlechts) stärker als von anderen Menschen wahrgenommen.

Schließlich scheint es auch eine Besonderheit des seelischen Zyklus zu sein, daß es sowohl in der Beschreibung als auch in der Deutung mehr Übereinstimmung bei Beobachtern und Forschern gibt als bei jedem anderen Zyklus und Rhythmus des menschlichen Lebens.

Am Tag der Geburt liegt die seelische Kurve auf einem neutralen Mittelwert, steigt dann 14 Tage an und fällt danach vierzehn Tage ab, ehe sie von neuem wieder ansteigt.

Für Wilhelm Fließ gehörte die 28 zu den beiden Zahlen, die sich in allen Gesetzmäßigkeiten des Lebens und der Natur wiederfinden, deshalb wird der seelische Zyklus zu den Primärrhythmen gezählt.

Der körperliche Zyklus

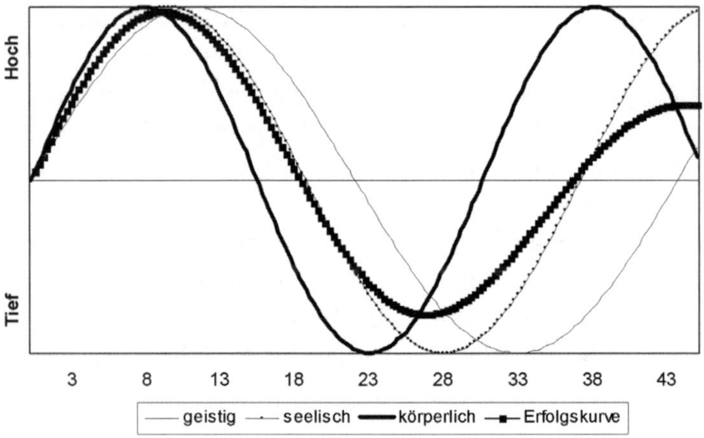

Der zweite Primärrhythmus wird der körperliche Zyklus genannt und zählt 23 Tage. Die Analogie zum 24-Stunden-Tag und damit zum Sonnenlauf des Tages ist unübersehbar. Warum zählt er nun 23 und nicht 24 Tage?

Der 24-Stunden-Tag ist ein Mittelwert, der nicht exakt der Erdendrehung um die Sonne während eines Tages entspricht. Genaugenommen beschreibt die Erde eine Ellipse und keinen Kreis. Untersuchungen haben gezeigt, daß Menschen, die abgeschirmt von äußeren Einflüssen etwa in einem Bunker leben, sich sehr bald nicht mehr an dem 24-Stunden-Tag orientieren, sondern, individuell verschieden, in einem Rhythmus von 23 oder 25 Stunden den Tag erleben. Nun wissen wir alle, daß es Tage gibt, die zu verfliegen scheinen, und andere, die sich in die Länge ziehen – und wir sind es gewohnt, diese Erfahrung mit dem zu verbinden, was wir an einem Tag tun. Was aber, wenn dies davon unabhängig wäre? Der Gregorianische Kalender, nach dem wir leben, ist nicht sehr exakt, und es ist durchaus möglich, daß die Tage unterschiedliche Längen aufweisen.

Fließ jedenfalls kam zu dem Schluß, das es die Zahl 23 ist, die sich neben der 28 in jeder Gesetzmäßigkeit der Natur wiederfindet. Er sammelte sein Leben lang umfangreiches Datenmaterial, um damit seine Entdeckung zu beweisen und zu untermauern. Möglicherweise ist die 24 eine Abstraktion, die auch immer wieder das Einschieben von Schalttagen notwendig macht, damit der Kalender stimmt. Gegner der von Wilhelm Fließ dargestellten Periodenlehre zweifelten zwar sowohl die 23 wie auch die 28 als bestimmende Zahl des Naturgeschehens an, aber auch bei früheren Forschungen zu den Lebensrhythmen gibt es weniger Übereinstimmung, was die Dauer, und auch die Deutung, des männlichen Zyklus betrifft.

Den 23-Tage-Zyklus nannte Wilhelm Fließ den männlichen, in der sich später durchsetzenden Terminologie wurde er dann als der körperliche Rhythmus bezeichnet. Beachten wir auch hier, daß der körperliche Zyklus vor allem das Männliche in jedem Menschen repräsentiert.

Körperlich drückt sich der 23-Tage-Zyklus im Testosteronspiegel des Mannes und dem weitaus geringeren Testosteronspiegel der Frau, den androgenen Hormonen der Nebenniere und dem motorischen Nervensystem aus. Außerdem bezieht sich dieser Zyklus auf alle inneren Organe, die vom autonomen Nervensystem gesteuert werden, wie z.B. Herz und Atmungsapparat, sowie das Immunsystem und den Sexualtrieb.

Bezüglich psychischer Fähigkeiten drückt sich die körperliche Kurve aus in Leistungsfähigkeit und Durchhaltevermögen.

Sportliche Betätigung und körperliche Arbeit werden wesentlich vom körperlichen Zyklus bestimmt, aber auch Krankheitsverlauf und Heilungsprozeß. Deshalb werden Kranke, Operierte und Genesende am stärksten vom körperlichen Zyklus beeinflußt. Der Zusammenhang zwischen sportlichen Spitzenleistungen und dem körperlichen Zyklus hat den Biorhythmus salonfähig gemacht. Sportliche Leistungen gegen den Biorhythmus sind erschöpfend und wenig erfolgreich – Operationen in der absteigenden Kurve des körperlichen Zyklus sind wesentlich gefährlicher als in der aufsteigenden Hälfte.

Am Tag der Geburt beginnt der körperliche Zyklus, genau wie der seelische, mit einem Mittelwert, steigt dann 11 ½ Tage an und fällt 11 ½ Tage ab. Daher sollte die körperliche Entwicklung des Neugeborenen vom 10. Lebenstag an besonders sorgfältig überwacht werden, bis die Kurve 23 Tage nach der Geburt wieder ansteigt.

Während die körperliche Kurve sich 10 Tage nach der Geburt dem ersten Tiefpunkt nähert, strebt die seelische noch dem Höhepunkt entgegen. So bleibt es auch im folgenden: Körperliche und seelische Hoch- und Tiefpunkte werden selten übereinstimmen.

Der geistige Zyklus

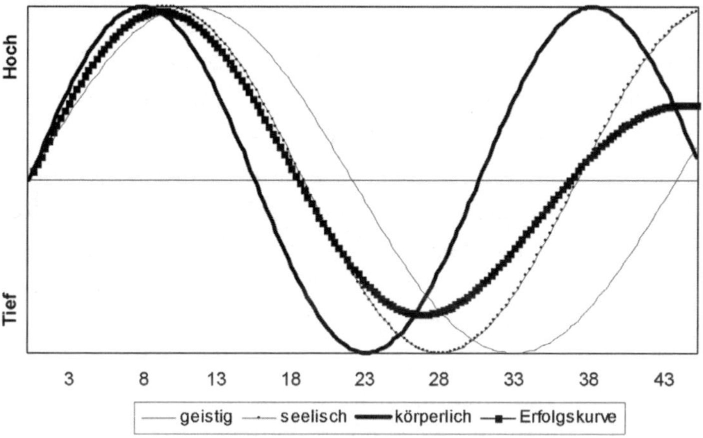

1928 entdeckte Alfred Teltschner den dritten Biorhythmus, den geistigen Zyklus. Dieser geht nicht auf die anfänglichen Forschungen zurück, hat sich aber unangefochten durchgesetzt. Gerade der geistige Zyklus ist in den letzten Jahrzehnten des 20. Jahrhunderts Gegenstand vieler Studien an amerikanischen Hochschulen (Studie von Professor Rexford Hersey) gewesen. Zum einen ist eine Universität für empirische Untersuchungen besonders geeignet, zum anderen bleibt es für Studenten jeden Alters von immerwährendem Interesse, wie sie sich ihren Lernstoff besser und effektiver aneignen können.

Es besteht also keinerlei Zweifel daran, daß der geistige

Zyklus, auch der intellektuelle Zyklus genannt, uns in genau dem von Teltscher angegebenen Zeitraum beeinflußt. Aber wie kommt es nun zu der Zahl 33?

Es gibt kein uns bekanntes Zeitmaß, das im Jahres- oder Tageslauf eine Spanne von 33 Tagen, Stunden, Wochen oder Monaten aufweist. Aber in der Gesetzmäßigkeit des menschlichen Lebenslaufes (siehe Buch »Kartenlegen als Beruf«) spielt sich in jeder Biographie zwischen 30 und 33 Jahren eine entscheidende Wende ab. Mit 33 Jahren erlebte Jesus der Christus den Einweihungstod und die Wiedergeburt, und diese kosmische Begebenheit wiederholt sich nicht nur in der spirituellen Entwicklung von Geistesschülern, die den okkulten christlichen Weg gehen, sondern in abgeschwächter Form in jedem von uns.

Somit findet der geistige, intellektuelle Zyklus von 33 Tagen seine Bestätigung in der geistigen Entwicklung des Menschen selbst und beweist sich damit auf der Ebene, auf der er auch entdeckt wurde.

Im menschlichen Körper findet der geistige Zyklus seinen Abdruck im zentralen Nervensystem, besonders der Großhirnrinde, und dem sympathischen Nervensystem. Außerdem in den wichtigen endokrinen Drüsen, wie Hypophyse, Bauchspeicheldrüse und Schilddrüse.

Er steuert das Gedächtnis, das logische Denken, intellektuelle Reaktion und das Streben in diesem Bereich, aber auch das unbegrenzte Potential der spirituellen Fähigkeiten und Entwicklungsmöglichkeiten.

Damit ist der Einfluß des geistigen Zyklus auf jede Art von geistiger Tätigkeit bestimmt. Deshalb ist diese Kurve entscheidend für Lernerfolg und den Verlauf von Examen. Auch Wissenschaftler, Schriftsteller, Redner und Philosophen werden ihre Tätigkeit vom Verlauf des geistigen Zyklus dominiert sehen. Grundsätzlich sind während der ersten Hälfte dieses Zyklus die Erarbeitung neuer Themen, Entdeckungen und der Prüfungserfolg begünstigt. Die absteigende Hälfte eignet sich zur Wiederholung und zur Vertiefung des bearbeiteten Stoffs.

Aber auch jeder Mensch, der eine spirituelle Entwicklung anstrebt, wird erleben, daß diese nach den Gesetzmäßigkeiten des geistigen Zyklus verläuft.

Vom Tag der Geburt an steigt die geistige Kurve 16 ½ Tage an und fällt danach 16 ½ Tage wieder ab. Etwa vom 16. Tag an dürfte denn auch ein entscheidender Entwicklungsschritt beim Neugeborenen sichtbar werden: die erste, deutlich erkennbare Reaktion auf Ansprache oder Zuwendung der Eltern.

Zum Zeitpunkt des Hochpunktes der geistigen Kurve befinden sich sowohl der seelische wie auch der körperliche Zyklus im Absteigen. Hier wird – auch für das spätere Leben – bereits sichtbar, daß die geistige Entwicklung nur bedingt von seelischen oder körperlichen Zuständen beeinflußt wird. Allerdings kreuzen sich die drei Biorhythmen ja immer in neuen Konstellationen der auf- und absteigenden Energie, so daß es durchaus auch Zeiten gibt, wo ein Hoch der geistigen Energie auf ein seelisches oder körperliches Hoch trifft.

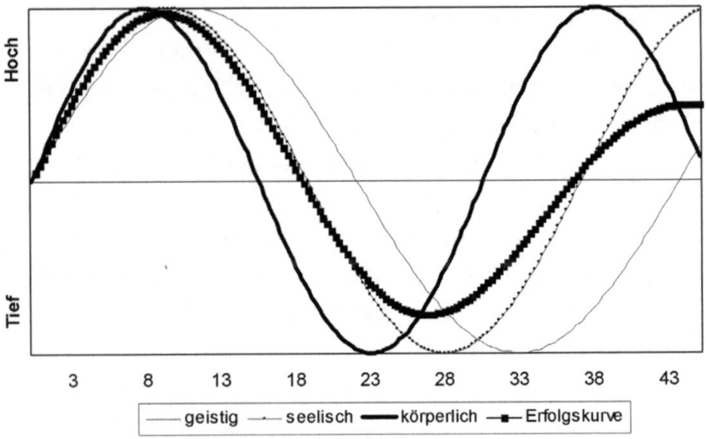

Zwar addiert jeder biorhythmische Forscher den einen oder anderen Rhythmus zu den Substanzperioden, wie Wilhelm Fließ den 28- und den 23-Tage-Zyklus auch nannte, hinzu, aber nur wenige erweisen sich als dauerhafte Bereicherung. Ob ein weiterer Rhythmus eine sinnvolle Ergänzung der bisherigen Erfahrungen ist, hängt letzten Endes nur von der praktischen Verwertbarkeit ab, und diese zeigt sich im Alltag.

Eine Ergänzung ist die von Hans Genuit um 1950 erforschte »Erfolgskurve«. Genaugenommen handelt es sich dabei um keinen neuen Zyklus, sondern um eine Kombination der drei bestehenden Kurven.

Genuit nannte seinen Rhythmus zunächst die Mittelwertkurve, kam aber wieder davon ab. Grund dafür war, daß die eigentliche Mittelwertsperiode ja die des seelischen Zyklus ist, der mit seinen 28 Tagen exakt in der Mitte zwischen den 23 und den 33 Tagen der körperlichen und des geistigen Periode liegt.

Die Erfolgskurve wurde von Genuit auf mathematischem Weg errechnet als ein Synthesewert zwischen den beiden Primärrhythmen – der seelischen und der körperlichen Periode – und dem geistigen Zyklus. Daraus entsteht nun für jeden Tag eine eigenständige Kurve im Koordinatensystem, die schnell ersichtlich macht, was genau die Summe der drei Einflüsse ist.

Die Erfolgskurve ist auch entsprechend einfach zu deuten: Steigt sie an, stehen alle Unternehmungen unter einem vielversprechenden Stern – fällt sie ab, ist Zurückhaltung und eher abwartendes Verhalten angesagt, da keine Erfolgstendenz die täglichen Angelegenheiten begünstigt. Entsprechend gewährt eine mittlere Lage einen großen Freiraum für jede Art von Aktivität, sofern man keinen bahnbrechenden Erfolg erwartet.

Zusätzlich kann noch beobachtet werden, ob sich die Erfolgskurve einer der anderen drei Linien annähert. Das würde diese dann in ihrer Wertigkeit verstärken. Verläuft die Erfolgskurve z.B. nahe an der körperlichen Linie, die absteigend ist, wird die körperliche Schwäche, die dadurch ausgedrückt wird, noch verstärkt, so daß außergewöhnliche Anstrengungen oder gar Operationen unbedingt vermieden werden sollten.

Sicher sagen die drei Grundrhythmen mehr aus, als mit einem Stichwort wie *Erfolg* erfaßt werden könnte. Andererseits kann bei einer sehr differenzierten Ausgangslage, also bei körperlichem Tief, seelischem Hoch und geistigem periodischem Tag, die Erfolgskurve auf einen Blick leichter darstellen, wie die Gesamtsituation dieses Tages zu bewerten ist. Besonders hilfreich ist dies dann, wenn womöglich dringende, unaufschiebbare Termine schon an einem solchen Tag vereinbart worden sind.

Also vermittelt die Erfolgskurve nicht unbedingt die wichtigste Information, sie kann aber eine zusätzliche Aufklärung bringen und damit zu einer echten Untestützung für den Alltag werden. Eine mittlerweile schon 50jährige Erfahrung mit diesem Wert hat schließlich demonstriert, daß er auf Dauer praxistauglich ist.

Das astronomische Jahr und das biorhythmische Jahr

Das astronomische Jahr und das biorhythmische Jahr sind weitere Faktoren, die bei der genauen Erfassung des persönlichen Biorhythmus zu berücksichtigen sind. Das astronomische Jahr besteht aus 365 Tagen, das biorhythmische aus 644.

Das astronomische Jahr ist uns schon vertraut – es besteht aus den 365 Tagen des bei uns geltenden Gregorianischen Kalenders. Bei der biorhythmischen Arbeit geht es aber nicht um das Kalenderjahr, das am 1. Januar beginnt und am 31. Dezember endet, sondern um das persönliche Jahr. Dieses beginnt mit dem Geburtstag, der den Nullwert auf dem Koordinatensystem darstellt, dann steigt die Kurve 182 ½ Tage an und fällt dann wieder 182 ½ Tage ab. Für sich allein betrachtet bedeutet diese Periode nicht viel.

Hans Früh stellte fest, daß die periodischen Wechseltage dann von Bedeutung sind, wenn sie mit einem besonders hohen oder tiefen Wert der Primärrhythmen zusammenfallen und gleichzeitig eine außergewöhnliche Belastung im Lebenslauf vorliegt. Dies stellte er durch die Beobachtung von Operationsverläufen fest. Fällt zum Beispiel ein Operationstermin auf einen seelischen Tiefpunkt, besteht gleichzeitig eine absteigende Kurve des körperlichen Zyklus und befindet sich zusätzlich das astronomische Jahr der betreffenden Person auf einem Tiefpunkt der Kurve, dann sind ernsthafte Komplikationen zu erwarten. Früh errechnete anstehende Geburtstermine – zu diesem Zeitpunkt war die Einleitung von Geburten noch nicht möglich – und schreckte auch vor der Berechnung von Sterbetagen nicht zurück. Seine verblüffende Trefferquote erreichte er z.B. dadurch, daß er die Daten der Primärrhythmen um die des astronomischen und des biorhythmischen Jahres ergänzte. Allerdings beachtete er bei seinen Berechnungen sämtliche ihm von Fließ bekannten Biorhythmen, und vermutlich verfügte Hans Früh zusätzlich über das nötige Quentchen Intuition bei der Auswertung der ermittelten biorhythmischen Daten.

Auch für den heutigen Alltag kann die Berechnung der Kurve des astronomischen Jahres eine wichtige Bereicherung sein, um etwa unvorhergesehene Einflüsse zu entdecken. Nicht wenige erstaunliche Zufälle lassen sich erst durch die Kombination der unterschiedlichen Perioden erklären.

Das biorhythmische Jahr errechnet sich aus der Multiplikation der beiden Primärrhythmen. Erinnern wir uns daran, daß Dr. Wilhelm Fließ davon überzeugt war, daß die beiden Zahlen 23 und 28 allen Gesetzmäßigkeiten des irdischen Lebens zugrunde liegen. Dabei bezog er auch deren Vielfaches mit ein – also Zahlen, die sich aus der Multiplikation bzw. der Addition der beiden Werte der Substanzperioden ergaben.

Aus der Multiplikation von 23 mit 28 ergibt sich 644. Daher besteht das biorhythmische Jahr aus eben diesen 644 Tagen. Das entspricht ungefähr zwei astronomischen Jahren. 322 Tage des biorhythmischen Jahres sind geprägt durch aufsteigende Energie, und 322 Tage zeichnen sich durch absteigende Energie aus. Gerechnet wird auch hier immer vom Tag der Geburt an.

Das biorhythmische Jahr hat Einfluß auf die Lebensenergie und das Kräftewachstum des Menschen. In der ersten Hälfte des biorhythmischen Jahres, wenn die Lebensenergie ansteigt, sind bei Kindern vermehrte Wachstumsschübe zu beobachten, und Erwachsene haben mehr Energie für alle Art neuer Aktivitäten. Allgemein sind Heilungsprozesse und ein glücklicher Verlauf von Operationen in dieser Periode zu erwarten, mit einer Ausnahme: In der Phase der Wachstumsprozesse, also in den ersten 322 Tagen des biorhythmischen Jahres, ist auch das Wachstum von Tumoren aller Art begünstigt.

In der zweiten Hälfte des biorhythmischen Jahres folgt auf das Längenwachstum der Kinder die Gewichtszunahme. Zunahme ist auch bei Erwachsenen leichter möglich, selbst bei gleichbleibender Energiezufuhr. In diesen Monaten sollte auf Konsolidierung des Erreichten gesetzt werden, auf Erholung und Entspannung. Wer sich diese Rhythmen vergegenwärtigt, wird das Leben entspannter betrachten, denn es gelingt ihm, wie schon vor zwei Jahrhunderten Goethe, seine Energie richtig einzuschätzen und nicht das Unerreichbare anzustreben – also keine gleichbleibende Hochleistung von sich zu erwarten, wenn sich das biorhythmische Jahr dem Ende zuneigt.

Das Biorhythmusleben

Das Biorhythmusleben errechnet sich, ähnlich wie das biorhythmische Jahr, aus einer Multiplikation. Nur werden beim Biorhythmusleben alle drei Zyklen, nämlich der seelische, der körperliche und der geistige Zyklus, multipliziert.

Die Zahl 21252 ist das Ergebnis von 28 x 23 x 33.

Nach 21252 Tagen wiederholt sich die Kurvenkonstellation des Biorhythmus der Geburtsstunde, und das zweite Biorhythmusleben beginnt. Zu diesem Zeitpunkt ist der Mensch 58 Jahre und 63 oder 64 Tage alt – je nach der Anzahl der Schalttage, die er erlebt hat.

Dieser Zeitpunkt stellt einen bedeutenden Wendepunkt in der Biographie des Menschen dar.

Nach einer recht stabilen Phase bahnt sich gerade in diesem Alter eine ernsthafte Krise an, der Vorbote des Alters, und in gewisser Weise auch die Voraussetzung für ein erfülltes Alter. Beruflich wird einem vielleicht von jüngeren Kollegen all das entzogen, was man in Jahrzehnten aufgebaut hat. Oder – obwohl erste, ernsthafte Krankheitszeichen zur Schonung mahnen – die Arbeitslast und die Verantwortung nehmen noch einmal dramatisch zu. Beides wird mit einem ähnlichen Empfinden erlebt, welches sich unabhängig von äußerem Erfolg einstellt, nämlich dem Gefühl, das eigentliche, wirkliche Lebensziel nicht erreicht zu haben. Plötzlich ist die Erkenntnis da, wie es hätte angepackt werden sollen, und jetzt bleiben so wenige Jahre zur Verwirklichung! Fassungslos fragt sich der Mensch kurz vor seinem sechzigsten Lebensjahr, wie viel unwiederbringliche Zeit er mit nutzlosen Beschäftigungen vertun konnte. Wie auch immer es angegangen wird: es handelt sich um ein Abschließen und die Hinwendung zum Tod, dessen Existenz in unserer Kultur seit langem erfolgreich verdrängt wird. Auch deshalb ist diese Krise schwer zu bewältigen. Der Tod ist immer noch ein Tabuthema, für das man kaum Gesprächspartner findet. Esoterisch formuliert, steht der Mensch hier dem »Hüter der Schwelle« gegenüber – und das ganz allein.

Alle diese Ereignisse des Lebenslaufes, die individuell stark oder schwächer, vereinzelt oder gehäuft auftreten, verwundern uns nicht, wenn wir nur tatsächlich realisieren, daß hier ein »kleiner Tod«, nämlich das Ende des ersten Biorhythmuslebens, stattfindet. Krankheiten, die an dieser Stelle akut werden oder ausbrechen, Unfälle und operative Eingriffe können leicht eine dramatische Wende nehmen. In früheren Jahrhunderten lag ja auch spätestens jetzt das Ende des physischen Lebens, sofern der Mensch nicht schon früher an einem anderen kritischen Punkt des persönlichen Biorhythmus, an einer Krankheit, den Folgen einer Entbindung oder eines Unfalls, verstorben war.

Wenn irgend möglich, sollten Operationen um den Zeitpunkt dieses »biorhythmischen Todes« und den Beginn des zweiten Biorhythmuslebens vermieden werden. Trotz der heutigen hochtechnisierten Möglichkeiten werden Komplikationen, starke Blutungen oder gar Schlimmeres kaum zu vermeiden sein. Ganz allgemein sollte jeder Mensch um diesen Wendepunkt herum ganz besonders auf seine Gesundheit achten und auch kleinere Beschwerden nicht einfach abtun. Gefährliche Reisen oder andere ungewohnte, anstrengende Unternehmungen sollten ebenfalls um einige Wochen verschoben werden. Manchmal bringen ja schon Stunden eine völlig veränderte biorhythmische Ausgangslage – es lohnt sich, diese Chance wahrzunehmen!

Für uns Menschen des dritten Jahrtausends beginnt hier tatsächlich eine zweite Chance: Es wiederholt sich genau das Muster der Biorhythmen, das sich 21252 Tage lang in immer neuen Variationen der drei Grundperioden zeigte. Nur der Mensch selbst hat sich durch seine bereits erworbene Lebenserfahrung vollkommen verwandelt. Vielleicht liegt hier auch einer der Gründe, warum ältere Menschen sich so leicht wieder an Kindheits- und Jugendereignisse erinnern: Die Zustände sind ähnlich, wenn auch alles anders erscheint als in der Jugend.

Erfahrungen können vertieft werden, lang angestrebte Erkenntnisse fallen dem alten Menschen ohne weitere Anstrengung in den Schoß.

Periodische Tage und Stunden

Dr. Wilhelm Fließ nannte seine Entdeckung die Periodenlehre. Wie im ersten Kapitel geschildert, war die Beobachtung, daß Rhythmen das irdische Dasein bestimmen, nichts Neues. Den Begriff Periode hat Fließ vielleicht von dem berühmten Arzt Paracelsus übernommen, der es so formulierte:

»Unter den Grundgesetzen allen Geschehens ist das erste

das Grundgesetz der Periodizität oder des Rhythmus, zweites das Gesetz der Polarität, drittes das der sphärischen Korrelationen.«

Im englischen Sprachgebrauch wurden die periodischen Tage schon bald die »caution days« genannt, also Tage, an denen es sich empfiehlt, vorsichtig zu sein. Allgemein hat sich aber der Ausdruck »Kritische Tage« durchgesetzt, der eher irreführend ist.

Wenn alles Geschehen rhythmisch und periodisch verläuft, kann die Nacht, die dem Schlaf und dadurch der Erholung und der Regeneration dient, nicht kritisch oder gefährlich genannt werden, auch wenn es in der Nacht dunkel und kühl ist. In sehr heißen Ländern werden die letzteren Faktoren wahrscheinlich positiver gewertet als im hohen Norden, aber eine Phase des Kräftesammelns ist in jedem Fall positiv! Gefährlich wird es nur dann, wenn gegen die Natur Höchstleistungen erbracht werden müssen.

Zwar hatte Wilhelm Fließ seine Beobachtungsreihen mit kranken Menschen gemacht – er war schließlich Arzt –, dennoch hat er die Perioden absinkender Energie nicht als schlechte Zeiten bewertet.

Wann genau finden nun periodische oder kritische Tage statt, und was bewirken sie?

Die periodischen Tage fallen auf den ersten und den mittleren Tag jedes Zyklus. Unser Leben beginnt also mit einem periodischen Tag des seelischen, körperlichen und geistigen Zyklus, denn alle drei Rhythmen beginnen auf der Nullinie. Danach steigen alle Kurven über der Mittellinie an. Erinnern wir uns, daß nach 11 ½ Tagen der körperliche Zyklus seinen Höhepunkt erreicht hat. Der Tag, an dem der Zyklus umschlägt und seine Abwärtskurve beginnt, ist wiederum ein periodischer Tag. Die Linie sinkt unter den Mittelwert auf den tiefsten Punkt: Auch hier haben wir einen periodischen Tag. Verständlicherweise wird das Absinken der Energie problematischer gesehen als das Ansteigen. Wenn vom tiefsten Punkt an der körperliche Energiepegel wieder ansteigt, findet auch ein Rhythmuswechsel statt – aber der Mensch wird diesen als positiv und angenehm empfinden.

Vergleichbar ist all dies mit einer Welle oder, deutlicher noch, mit dem sich wiederholenden Wechsel von Ebbe und Flut am Meeresstrand. Die ansteigende Welle oder die Pluskurve ist die Zeit der Kraftabgabe und damit der erhöhten bis maximalen körperlichen Leistungsfähigkeit, während die zweite Periodenhälfte, der Minusbogen, die Tage der Kräftesammlung, der Regeneration und der Entspannung anzeigt.

Wer am tiefsten Punkt der körperlichen Kurve eine sportliche Höchstleistung oder schwere körperliche Arbeit erbringen muß, wird gezwungen, wider den Rhythmus seiner Natur zu handeln, und das Resultat wird allenfalls ein Mißerfolg sein. Dabei können bereits wenige Stunden eine völlig veränderte Ausgangslage schaffen, da der körperliche Zyklus unmittelbar nach dem tiefsten Punkt wieder für 11 ½ Tage ansteigt.

Der seelische Zyklus beginnt ebenfalls am Tag der Geburt auf der Mittelwertslinie, und auch in dieser Hinsicht ist der Geburtstag ein kritischer oder periodischer Tag. Dieser Zyklus steigt dann 14 Tage an, der Höhepunkt der seelischen Kurve erscheint, wenn im körperlichen Zyklus die Erholungsphase eingesetzt hat. Der 14. Tag ist also ein periodischer Tag des seelischen Primärrhythmus. Am 28.

Tag, wenn die seelische Kurve ihren tiefsten Punkt erreicht hat und damit ihren periodischen Minustag, steigt die körperliche Linie schon wieder seit drei Tagen auf.

Genauso verläuft es beim geistigen Zyklus, nur eben am 33. und am 16. (+ ½) Tag. Zuweilen kreuzen sich die drei Rhythmen, manchmal fallen zwei oder gar drei periodische Tage bzw. Stunden zusammen. Ein wahrhaft kritischer Tag ist also dann, wenn sich alle drei Zyklen am tiefsten Punkt treffen. Sehr häufig sind solche Tage absoluter Energieminderung nicht, es gibt sie nur etwa alle neun Jahre. Daher sollte es auch nicht allzu schwierig sein, sich dann für einige Stunden zurückzuhalten, um in aller Gelassenheit den Wendepunkt, die einsetzende Flut, abzuwarten, die unweigerlich folgen wird.

Genauso selten sind Tage, an denen sich alle drei Kurven am maximalen Höhepunkt treffen. Eigentlich ist dies ein ausgesprochen guter Moment. Leider besteht bei soviel überschäumender Energie paradoxerweise eine nicht zu unterschätzende Unfallgefahr.

Der Höhepunkt der körperlichen Energie ist geeignet für körperliche Arbeit und sportliche Leistungen, er bedingt ein körperliches Wohlgefühl, Blutdruck und Kreislauf sind stabil, die Abwehrkräfte sind mobilisiert, es besteht verringerter Appetit, und eine geringe Gewichtsabnahme ist möglich. Selbst chronische Schmerzen klingen ab, der Schlaf ist eher leicht, es werden weniger Ruhepausen benötigt. Während der gesamten aufsteigenden Kurve herrschen diese Aspekte vor, sie befinden sich am 11. (+ ½) Tag lediglich am höchsten Punkt.

Der Tiefpunkt der körperlichen Energie fördert erholsamen Schlaf und die Entspannung, gute Verdauung mit Tendenz zur Gewichtszunahme. Allgemein ist der Zustand eher gedämpft bis matt, Schmerzen werden quälend bewußt, es besteht Infektionsgefahr und Unfallgefährdung. Auch diese Tendenzen bauen sich während der absteigenden Kurve allmählich auf.

Am seelischen Höhepunkt herrscht ein heiterer, ausgeglichener Gemütszustand, das Denken ist positiv, die Frustrationstoleranz erhöht. Durch die extrovertierte Neigung verläuft die Beziehung zu den Mitmenschen harmonisch und befriedigend.

Die Minuskurve mit dem Tiefpunkt bringt Zurückhaltung, Introvertiertheit bis Niedergeschlagenheit; es entsteht schnell das Gefühl von Überforderung und Streß, dadurch kommt es zu reizbarem Verhalten und Mißverständnissen im sozialen Umfeld.

Die aufwärts steigende Geistkurve bringt scharfes Denken, fördert kreative Fähigkeiten und Geistesgegenwart, verstärkte Konzentration und dadurch gute Leistungen. All das kulminiert am 16. (+ ½) Tag.

In der absteigenden Kurve bis hin zum 33. Tag herrschen geistige Erschöpfung, verminderte Ausdauer beim Denken und Zerstreutheit, nachlassende kreative Schaffenskraft, es kommen weniger gute Ideen, und all das bewirkt die Gefahr von Fehlern bei der Arbeit. Begünstigt sind Tiefenentspannung, Meditation, Gebet und spirituelle Erfahrung.

Diese Beschreibung ist eher theoretisch, weil sich ja immer unterschiedliche Einflüsse kreuzen. So kann ein seelisches Hoch durchaus ein körperliches Tief ausgleichen – es bestehen dann gar keine Mißempfindungen. Besonders günstig sind zwei aufsteigende und eine absteigende Linie, da scheinen sich die Lebensenergien am besten im Gleichgewicht zu befinden.

Dann muß auch bedacht werden, daß ein Mensch, der sich körperlich überhaupt nicht betätigt, unter Umständen das Hoch an Energie eher unangenehm empfinden könnte, weil er sich unruhiger als gewöhnlich fühlt, während er keinen Verlust darin sieht, wenn ihm diese Energie fehlt. Der seelische Minustag wird sicherlich einem frisch Verliebten weniger die Laune trüben als einer depressiven Person. Die biorhythmischen Hinweise können aber individuell jeder Lebenslage entsprechend gedeutet und bewertet werden, wenn Sie darin erst einige Übung erlangt haben. Die genaue Deutung der unterschiedlichen Konstellationen folgt im Kapitel »Die Bedeutung der periodischen Tage«.

Familiäre Biorhythmen

Die Erforschung der familiären Biorhythmen und ihre Ergebnisse lagen Fließ besonders am Herzen, sie blieben aber immer umstritten. Was nun erforschte er genau?

Zunächst einmal hatte er ja damit begonnen, Rhythmen und Perioden aufzuzeichnen, insbesondere weibliche. Dabei berechnete er nicht nur Menstruationsabstände – er hatte ja seinen medizinischen Ruf dadurch erworben, daß es ihm gelang, Menstruationsbeschwerden an einer Reflexzone in der Nase zu behandeln –, sondern Fließ zählte auch Jahresabstände zwischen Geburten aus, er untersuchte Zusammenhänge zwischen traumatischen Ereignissen oder Operationen und Geburten, und schließlich kombinierte er dieses Datenmaterial mit familiären Ereignissen, wie Geburten oder Todesfällen, auch wenn sie schon länger zurücklagen. Oft war der Anfangspunkt seiner Familienforschungen zufällig. Wenn er etwa vom Todestag einer alten Dame wußte, prüfte er nach, ob es einen Zusammenhang zu weiteren Ereignissen in dieser Familie gab.

Als Gesetzmäßigkeit entdeckte Fließ, daß Todesfälle und Geburten in einer Familie oft auf denselben Jahrestag fallen. Wenn es sich nicht um die Häufung desselben, oder zumindest annähernd desselben, Datums handelte, herrschte hier dieselbe Gesetzmäßigkeit vor wie häufig beim Abstand zwischen Geburten von Geschwistern. Diese Abstände erweisen sich als Vielfaches der Zahlen 28 und 23 oder auch einer Kombination der Primärrhythmen durch Multiplikation oder Addition, was die Entschlüsselung nicht gerade vereinfacht. Schalttage sorgen zusätzlich für Differenzen von ein oder zwei Tagen. Als immer wiederkehrende Zahl erkannte Fließ die 1428. Diese Zahl entsteht durch die Multiplikation von 51 mit 28. Die 51 wiederum entsteht aus der Addition von 23 und 28 (Tagen).

Das bekannteste Beispiel ist das seiner eigenen Familie. Folgende Berechnung stellte Wilhelm Fließ an, als er familiäre Daten in Bezug zur Geburt seines ältesten Sohnes verglich:

Enkelin geboren 18. September 1864

) 1428

Großmutter stirbt 16. August 1868

) 1428 + 1

Enkel geboren 15. Juli 1872

) 7 x 1428

Urenkel geboren 29. Dezember 1895

Vom Tode der Großmutter gehen zwei Strahlen rückwärts und vorwärts zu den Enkelgeburten, diese Strahlen sind bis auf eine geringfügige Abweichung von einem Tage arithmetisch gleich. Rückwärts reichen 1428, vorwärts 1429 Tage. Dieselbe Strecke von 1428 Tagen, siebenmal aufgetragen, leitet vom Todestage jener Blutsverwandten zum Geburtstage ihres Urenkels. Der Urenkel, von dem hier die Rede ist, war ein Sohn von Fließ selbst, der erzählt hat, wie er dessen Geburtstag anhand der erforschten Daten im voraus hat berechnen können. *

Fließ strebte immer einen naturwissenschaftlichen Beweis für seine Beobachtungen an, konnte diesen aber nicht einwandfrei erbringen. Bedenken wir, daß wenige Jahrzehnte nach seinem Tod Begriffe wie Blutsbande und Sippe zunächst während des Dritten Reichs propagiert, dann mitsamt der übrigen nationalsozialistischen Ideologie abgelehnt wurden, so erscheint es zumindest nachvollziehbar, daß sich niemand mehr an das Thema familiäre Biorhythmen heranwagte, auch nicht Menschen, die sich sonst um die Verbreitung der Kenntnisse über den Biorhythmus bemühten.

Die Beobachtungen von Wilhelm Fließ sind keinem fremd, der familiäres Geschehen über einige Generationen hinweg verfolgte. Bei der Zusammenstellung von Datenmaterial dürfte es den meisten Familien allerdings an genauen Urkunden fehlen. Immerhin wäre eine Stammbaumforschung unter diesem Gesichtspunkt bestimmt interessant. Diese Daten werden durch künstliche Einleitung von Geburten und hinausgezögerte Sterbetage infolge technischer Beatmung, künstlicher Ernährung usw. in der heutigen Zeit verfälscht.

* Zitat aus dem Buch von Hans R. Früh »Sieg der Lebensrhythmen«

Eines ist aber schon sicher: Es gibt einen familiären Rhythmus »kritischer« Daten, wie es Geburten und Sterbetage sind. Ob wir dabei tatsächlich immer das Vielfache der Primärrhythmen auffinden werden, ist nicht gewiß. Vielleicht ist es ja so, daß jede Familie ihren eigenen Rhythmus hat, wahrscheinlich sogar mehrere. So ist es durchaus möglich, daß es zwei Perioden gibt, in denen die meisten Geburten einer Familie stattfinden: z.B. eine Woche im Mai und eine im November. Dies ist leicht verständlich, wenn wir bedenken, daß jedes Elternpaar eine neue »Kreuzungsstelle« familiärer Biorhythmen darstellt.

Hans R. Früh, der engagierte Schweizer Biorhythmiker der ersten Hälfte des 20. Jahrhunderts, hat durch seine verblüffenden Trefferquoten bei der Berechnung wahrscheinlicher Daten des Lebenslaufes beweisen können, daß das Einbeziehen familiärer Daten aus dem astronomischen Jahr die Voraussage von Wendepunkten der Biographie sehr erleichtern kann.

Familiäre Biorhythmen sind ein geeignetes Feld für die persönliche Biorhythmusforschung. Allgemeingültige Gesetze dabei zu finden muß nicht unser Ziel sein, es gibt genug Erkenntnisse darüber, wie das alltägliche Leben erleichtert wird, wenn die periodischen Tage des Biorhythmus berücksichtig werden. Wenn dieses Thema Sie interessiert, gehen Sie am besten nach den bereits bekannten Anhaltspunkten vor. Suchen Sie bei den Abständen zwischen den Geburten in Ihrer Familie, ob Sie bei der Berechnung der Zwischenräume (in Tagen) auf ein Mehrfaches der Zahlen 23 und 28 stoßen. Dabei lohnt es sich, spielerisch jede Möglichkeit durchzugehen: also Addition, Multiplikation, Kombinationen dieser beiden Möglichkeiten usw.

Wichtiger dürfte es sein, herauszufinden, welche Rhythmen in Ihrer eigenen Familie – die ja wiederum aus zwei Herkunftsfamilien besteht – vorherrschen. Wenn Sie das wissen, können Sie damit beginnen, Voraussagen zu treffen, was Geburten, Krankheitskrisen oder ähnliche familiäre Ereignisse betrifft. Überprüfen Sie dann die Geschehnisse mit Ihren Voraussagen, und forschen Sie so lange, bis Sie den Code Ihrer Familie gefunden haben. Künftige Generationen werden auf Ihrer Arbeit aufbauen können!

So kann jeder in seinem Privatleben die Erforschung des Biorhythmus vorantreiben und gleichzeitig wertvolle Erkenntnisse bezüglich seines eigenen Lebens gewinnen.

Mathematik der Biorhythmen

Wilhelm Fließ war beseelt von dem Gedanken, die natürlichen Rhythmen von 23 und 28 Tagen durch mathematische Beweisführung auch wissenschaftlich zu belegen. Dabei ging es ihm insbesondere um die Aufteilung der Abstände zwischen Geburten einer Familie oder gesundheitlichen Problemen einer Person. Er wollte das Naturgesetz der Primärperioden durch Berechnung nachweisen. Sein Ziel bestand darin, zwischen Ereignissen, die sinngemäß einen Zusammenhang aufweisen – dazu zählte er Geschwistergeburten, aber auch z.B. wiederholte Gallenkoliken eines Kranken –, einen Zeitabstand nachzuweisen, der immer in Perioden aufzuteilen war, die sich durch die Zahlen 23 und 28 zerlegen ließen. Fließ notierte auch die Blütezeiten einer Clivia (Pflanze), die Heilungsprozesse eines Gürteltieres und viele andere natürliche Gegebenheiten und stellte immer wieder die Primärrhythmen von 23 und 18 als Grundordnung fest. Nun ging es darum, dafür eine arithmetische Formel zu finden

Die angewandte Formel lautet: 28x+/–23y. Damit läßt sich jede ganze Zahl ausdrücken, und das auf unendlich viele Arten. Das allerdings war noch kein mathematischer Beweis, viele Kritiker wiesen darauf hin, aber Fließ wußte das selbst sehr genau. Denn auch andere, willkürlich gewählte Periodenzahlen, die keinen gemeinsamen Teiler besitzen, würden im Sinn dieser Formel dasselbe leisten.

Das allgemeingültige mathematische Gesetz mußte also in einer weiteren Komponente liegen, und dies war nach Fließ der Koeffizient. Dieser Koeffizient – also die Zahl, mit der z.B. multipliziert oder dividiert wird, um die in Frage kommenden Zeitabstände durch 23 oder 28 zu teilen – ist immer dem Jahr entnommen, und zwar dem astronomischen oder dem biorhythmischen Jahr.

Die mathematische Beweisführung der Biorhythmenlehre gründet sich also auf folgende von Fließ gefundene und von Früh formulierte Gesetzmäßigkeiten:

1. Die beiden Grundperioden von 23 und 28 Tagen
2. Die Summe der Grundperioden, also 51, und deren einzig mögliche Teilung in ganzen Tagen, also:
   (23 + 28) : 3 = 17.
   Die 3 ist ein Koeffizient, der in der Periodenrechnung eine Hauptrolle spielt.
3. Das biorhythmische Jahr als 23 x 28 = 644 Tage, eingeteilt in Viertel-, Halb- und Dreivierteljahre, erkennbar an den Zahlen 161, 322 und 483 Tage.
4. Das astronomische Jahr von 365 und 366 (Schaltjahr) Tagen, auch erkennbar an den Zahlen des Viertel-, Halb- und- Dreivierteljahres von 161, 182/183 und 273/274 Tagen
5. Die Jahresersatzwerte 23^2, 28^2 und die kubische Form der Grundwerte, also 23^3 und 28^3.

Hans Früh brachte die Zahlen der Primärzyklen mit den drei geometrischen Grundformen Kreis, Dreieck und Quadrat in Beziehung und nannte sie dabei Grundkonstanten.

In seinem Buch »Sieg der Lebensrhythmen« schreibt er:

Im Frühjahr 1971 hatte ich eines Nachts die Eingebung: steh auf, zeichne einen rechten Winkel, und unterteile die beiden Schenkel in 23 Einheiten, deren eine um 28 Einheiten verlängert wird.

Nach der Pythagoräischen Gleichung $a^2 + b^2 = c^2$ müßte bei jedem Zahlenpaar eines Winkels mit ungleicher Schenkellänge der Abstand vom kurzen zum langen Schenkel das genaue Doppel der dem rechten Winkel zugefügten Länge betragen.

In Wirklichkeit aber ist dies nur mit den Zahlen 23 und 28 der Fall. Sobald wir diesen beiden Zahlen eine oder mehr Einheiten zufügten oder wegnehmen, stimmt die Formel nicht mehr. Da 23 eine Primzahl ist, 28 dagegen eine gerade, so müssen in diesem Fall beide Schenkel um zwei oder mehr Einheiten verlängert oder verkürzt werden.

Nehmen wir also statt 23 19, und statt 28 24 Einheiten, so müßte die Linie c eine Länge von 2 x 24 = 48 Einheiten haben, es sind aber nur 24 + 23 = 47. Erst wenn die den beiden Grundmaßen 23 und 28 zugefügten Einheiten das Doppel oder ein Mehrfaches von 23 oder (und) 28 ergibt, stimmt die Berechnung wieder. Damit dürfte auch geometrisch die Sonderstellung der beidenbiologischen Wirkungsquanten im Sinne von Naturkonstanten erkennbar sein, wie in der Formel:

$$\frac{365 - (23 + 28)}{100} = 3{,}14$$

und ihre Beziehung zum astronomischen Jahr, und zur Kreiszahl 3,14, wie auch aus dem quadratischen Wert von 28 als:

28 x 28 = 784
4/3 von 10^2 pi = 419
784 – 419 = 365

Wie berechne ich meinen persönlichen Biorhythmus?

Das Vorgehen in Kürze:

- Voraussetzung: Geburtstag der Person muß bekannt sein
- die tatsächlich gelebten Lebenstage inkl. erlebte Schalttage der Schaltjahre müssen ermittelt werden
- die Gesamtanzahl der gelebten Tage wird durch die Zykluslängen 23, 28 und 33 geteilt – man erhält den Rhythmustag
- anhand des Rhythmustages kann die Rhythmuskonstellation (über eine Tabelle) ermittelt werden

1. Berechnung der Lebenstage

a. Bestimmung der *Lebensjahre*, die am letzten Geburtstag vollendet wurden (Fragestellung: Wie alt wurde die Person an ihrem letzten Geburtstag?)

Die Gesamtzahl der gelebten Jahre wird mit 365 Tagen multipliziert, um die gelebten Tage bis zum letzten Geburtstag zu bestimmen.

- in diesem Schritt werden die erlebten Schaltjahre noch nicht berücksichtigt
- Hilfsmittel zur Bestimmung der Lebenstage (volle Lebensjahre): Tabelle 1 (S. 65)

Alter x 365 Tage =

b. Bestimmung der *Schaltjahre*, die in diese Zeit fielen

- für jedes Schaltjahr einen Tag zur Summe aus 1a hinzuzählen
- beachte: nur die Schaltjahre berücksichtigen, die *tatsächlich erlebt* wurden – falls das Geburtsjahr also ein Schaltjahr war, so zählt dieses nur als »erlebtes« Schaltjahr, wenn die Person *vor* dem Schalttag (28.2.) geboren wurde; bei nach dem Schalttag geborenen Personen bleibt dieses Schaltjahr unberücksichtigt
- Hilfsmittel zur Bestimmung der Schaltjahre: Tabelle 2 (S. 66)

c. Bestimmung der *Tage seit dem letzten Geburtstag bis zum gewünschten Stichtag* – (Resttage des aktuellen Lebensjahres)

Ziel bei diesem Schritt ist es, die tatsächliche Anzahl der Tage seit dem letzten Geburtstag zu ermitteln. Deshalb muß je nach Geburtstag (vor oder nach Beginn des betrachteten Kalenderjahres) der richtige Rechenweg ausgewählt werden.

- beachte: letzter Geburtstag wird als Tag mitgezählt
- mit Hilfe von Tabelle 3 (S. 67 ff.) wird die Anzahl der Tage des (aktuellen) Kalenderjahres bis zum Stichtag bestimmt. Unter Umständen muß berücksichtigt werden, daß in diesem Zeitraum ein Schalttag liegt. Bei den unten angeführten Berechnungen wird auf diese Besonderheit hingewiesen.

- fiel der Geburtstag bereits in das aktuelle Kalenderjahr, so muß die Anzahl der Tage bis zum Geburtstag von dieser Zahl subtrahiert und 1 Tag für den Geburtstag addiert werden:

Anzahl der Tage des aktuellen Jahres bis zum Stichtag (Tabelle)
(+ 1 Schalttag bei Schaltjahr und Stichtag ab März)
– Anzahl der Tage des aktuellen Jahres bis zum Geburtstag (Tabelle)
(– 1 Schalttag bei Schaltjahr und Geburtstag ab März)
+ 1 Tag für den Geburtstag

= Resttage des aktuellen Lebensjahres

- lag der Geburtstag vor Beginn des Kalenderjahres, so muß die Rechnung angepaßt werden:

365 Tage (für das vergangene Jahr)
(+ 1 Schalttag, falls das vergangene Jahr ein Schaltjahr war)
– Anzahl der Tage bis zum Geburtstag im vergangenen Jahr (Tabelle)
(– 1 Schalttag, falls das vergangene Jahr ein Schaltjahr war und der Geburtstag nach dem Schalttag liegt)
+ 1 Tag für den Geburtstag
+ Anzahl der Tage des aktuellen Jahres bis zum Stichtag

= Resttage des aktuellen Lebensjahres

- Hilfsmittel Jahreskalender: Tabelle 3 (S. 67 ff.)
- Ein Jahreskalender, bei dem die Tage bereits fortlaufend numeriert wurden, kann die Rechnung vereinfachen. Hier ist jedoch zu beachten, daß bei einem Schaltjahr der Schalttag bereits mitgezählt ist.

Über die Teilschritte a bis c kann nun die Gesamtanzahl der Lebenstage bestimmt werden:

Anzahl der Lebenstage bis zum letzten Geburtstag
\+ Anzahl der erlebten Schalttage
\+ Anzahl der Resttage seit dem letzten Geburtstag bis zum Stichtag

---

= Gesamte Anzahl der erlebten Lebenstage

Diese Lebenstage stellen das Lebensalter ausgedrückt in Tagen dar.

2. Bestimmung des Zyklustages

- Die Zahl der Lebenstage wird nun durch die drei Rhythmuszahlen 23, 28 und 33 bis auf drei Nachkommastellen ohne Auf- oder Abrunden dividiert. Man erhält den sogenannten Rhythmustag.
- Die Zahl vor dem Komma gibt jeweils an, wie viele komplette Rhythmen (23 Tage, 28 Tage, 33 Tage) die Person erlebt hat.
- Die Nachkommastellen geben nach Multiplikation mit

der jeweiligen Rhythmuszahl an, an welchem Tag des Zyklus sich die Person befindet.

- In der Regel ergeben sich bei den Divisionen durch die drei Rhythmuszahlen Dezimalzahlen. Ergeben sich bei der Division z.B. durch die Zahl 23 keine Reststellen hinter dem Komma, so bedeutet dies, daß sich die betreffende Person am letzten Tag ihres 23-Tage-Zyklus befindet. Um Mitternacht beginnt für sie nun wieder der 1. Tag des neuen Zyklus-Durchgangs.
- Hilfsmittel: Tabelle 4 (S. 70)

Vorgehensweise für die Bestimmung des Standes im körperlichen Zyklus (23-Tage-Rhythmus):

a. Lebenstage dividiert durch 23 = X,YYY

X = Anzahl vollendeter 23-Tage-Rhythmen

b. Das X wird durch eine 0 (Null) ersetzt und mit der entsprechenden Rhythmuszahl des betrachteten Zyklus multipliziert.

0,YYY x 23 = Z,ZZZ

Dieses Ergebnis (Dezimalzahl) wird gerundet, um auf volle Tage und damit auf den Rhythmenstand im 23-Tage-Zyklus zu kommen.

Anstelle dieser Multiplikation kann jedoch auch die Tabelle 4 (S. 70) genutzt werden. Sie ermöglicht das Ablesen der Nachkommastelle in der Tabelle und ordnet ihr den entsprechenden vollen Tag (Rhythmustag) zu.

c. Analog erfolgen die Rechenschritte für die Bestimmungen der anderen beiden Tageszahlen der seelischen und geistigen Zyklen.

d. In Tabelle 5 (S. 71) kann nun die Biorhythmuszahl pro Rhythmustag abgelesen werden. Diese Zahl stellt die »Rhythmuskonstellation« der betreffenden Person zum Stichtag dar und gibt gleichzeitig die Koordinaten an, mit deren Hilfe die Kurve in ein Diagramm eingetragen werden kann.

e. Liegen alle 3 Biorhythmuszahlen für den Tag vor, so kann durch einfache Bildung des Mittelwertes die zugehörige Erfolgszahl (für die Erfolgskurve) berechnet werden:

Tageszahl 23-Tage-Rhythmus
+ Tageszahl 28-Tage-Rhythmus
+ Tageszahl 33-Tage-Rhythmus

= Gesamtzahl

Gesamtzahl : 3 = Erfolgszahl

f. Für die Darstellung der Biorhythmuskurven in einem Koordinatensystem werden auf der y-Achse die Zahlen von –100 bis +100, z.B. auf Millimeterpapier, aufgetragen. Auf der x-Achse werden die Tage vom Zeitpunkt der gewünschten Betrachtung an dargestellt. Wie unter Punkt d erwähnt, werden nach Ermittlung des Rhythmenstandes pro Zyklus aus Tabelle 5 die Biorhythmuszahlen pro Rhythmustag abgelesen und für den jeweiligen Tag in das Koordinatensystem eingetragen. Zur leichteren Unterscheidung der unterschiedlichen Kurven – körperlich, seelisch, geistig – sollten verschiedene Farben gewählt werden.

g. Wurden die Biorhythmuszahlen wie oben beschrieben ermittelt, so kann der Biorhythmus nun auch auf einfache Weise fortgeschrieben werden. Hierzu werden ausgehend von den berechneten Biorhythmustagen pro Zyklus die nachfolgenden Biozahlen der Tabelle 5 schematisch weiter fortgeschrieben.

Da körperlicher, seelischer und geistiger Biorhythmus am 23., 28. und 33. Tag ihren jeweiligen Zyklus vollenden (Biorhythmustag mit Wert 0), setzt man für die Fortschreibung wieder ab Tag 1 der Tabelle 5 an. (Nachfolgendes Beispiel veranschaulicht diesen Fall bei der geistigen Kurve.)

Beispiel der Fortschreibung

	Körperliche Kurve	**Seelische Kurve**	**Geistige Kurve**
Biorhythmuswerte für **errechneten Tag**	+52	+22	–37
anhand Tabelle 5 **fortgeschriebene** Biorhythmuswerte	+73 +89 +98 +100	0 –22 –43 –62	–19 0 +19 +37

Die Fortschreibung der Biorhythmuswerte ermöglicht es, ohne aufwendige Rechnungen die individuellen Biorhythmuskonstellationen einer Person für ein ganzes Jahr abzubilden. So können besondere Tageskonstellationen im voraus mit einem »Augenmerk« versehen werden.

Die Erfolgszahl für die Abbildung der Erfolgskurve kann hingegen nicht fortgeschrieben werden und muß jeweils für jeden Tag über den unter Punkt e beschriebenen Rechenweg ermittelt werden.

Tabelle 1: Anzahl Lebenstage der vollendeten Lebensjahre (ohne Schaltjahre)

Jahre	Tage	Jahre	Tage	Jahre	Tage
1	365	36	13.140	71	25.915
2	730	37	13.505	72	26.280
3	1.095	38	13.870	73	26.645
4	1.460	39	14.235	74	27.010
5	1.825	40	14.600	75	27.375
6	2.190	41	14.965	76	27.740
7	2.555	42	15.330	77	28.105
8	2.920	43	15.695	78	28.470
9	3.285	44	16.060	79	28.835
10	3.650	45	16.425	80	29.200
11	4.015	46	16.790	81	29.565
12	4.380	47	17.155	82	29.930
13	4.745	48	17.520	83	30.295
14	5.110	49	17.885	84	30.660
15	5.475	50	18.250	85	31.025
16	5.840	51	18.615	86	31.390
17	6.205	52	18.980	87	31.755
18	6.570	53	19.345	88	32.120
19	6.935	54	19.710	89	32.485
20	7.300	55	20.075	90	32.850
21	7.665	56	20.440	91	33.215
22	8.030	57	20.805	92	33.580
23	8.395	58	21.170	93	33.945
24	8.760	59	21.535	94	34.310
25	9.125	60	21.900	95	34.675
26	9.490	61	22.265	96	35.040
27	9.855	62	22.630	97	35.405
28	10.220	63	22.995	98	35.770
29	10.585	64	23.360	99	36.135
30	10.950	65	23.725	100	36.500
31	11.315	66	24.090	101	36.865
32	11.680	67	24.455	102	37.230
33	12.045	68	24.820	103	37.595
34	12.410	69	25.185	104	37.960
35	12.775	70	25.550	105	38.325

Tabelle 2: Schaltjahre

Schaltjahre		
1840	1908	1972
1844	1912	1976
1848	1916	1980
1852	1920	1984
1856	1924	1988
1860	1928	1992
1864	1932	1996
1868	1936	2000
1872	1940	2004
1876	1944	2008
1880	1948	2012
1884	1952	2016
1888	1956	2020
1892	1960	2024
1896	1964	2028
1904	1968	2032

Tabelle 3: Kalender zur Ermittlung der gelebten Tage im aktuellen Jahr

Januar		Februar		März		April	
Datum	Tage kum.	Datum	Tage kum.	Datum	Tage kum.	Datum	Tage kum.
01.	1	01.	32	01.	60	01.	91
02.	2	02.	33	02.	61	02.	92
03.	3	03.	34	03.	62	03.	93
04.	4	04.	35	04.	63	04.	94
05.	5	05.	36	05.	64	05.	95
06.	6	06.	37	06.	65	06.	96
07.	7	07.	38	07.	66	07.	97
08.	8	08.	39	08.	67	08.	98
09.	9	09.	40	09.	68	09.	99
10.	10	10.	41	10.	69	10.	100
11.	11	11.	42	11.	70	11.	101
12.	12	12.	43	12.	71	12.	102
13.	13	13.	44	13.	72	13.	103
14.	14	14.	45	14.	73	14.	104
15.	15	15.	46	15.	74	15.	105
16.	16	16.	47	16.	75	16.	106
17.	17	17.	48	17.	76	17.	107
18.	18	18.	49	18.	77	18.	108
19.	19	19.	50	19.	78	19.	109
20.	20	20.	51	20.	79	20.	110
21.	21	21.	52	21.	80	21.	111
22.	22	22.	53	22.	81	22.	112
23.	23	23.	54	23.	82	23.	113
24.	24	24.	55	24.	83	24.	114
25.	25	25.	56	25.	84	25.	115
26.	26	26.	57	26.	85	26.	116
27.	27	27.	58	27.	86	27.	117
28.	28	28.	59	28.	87	28.	118
29.	29	(29.)	(+1)	29.	88	29.	119
30.	30			30.	89	30.	120
31.	31			31.	90		

Mai		Juni		Juli		August	
Datum	Tage kum.	Datum	Tage kum.	Datum	Tage kum.	Datum	Tage kum.
01.	121	01.	152	01.	182	01.	213
02.	122	02.	153	02.	183	02.	214
03.	123	03.	154	03.	184	03.	215
04.	124	04.	155	04.	185	04.	216
05.	125	05.	156	05.	186	05.	217
06.	126	06.	157	06.	187	06.	218
07.	127	07.	158	07.	188	07.	219
08.	128	08.	159	08.	189	08.	220
09.	129	09.	160	09.	190	09.	221
10.	130	10.	161	10.	191	10.	222
11.	131	11.	162	11.	192	11.	223
12.	132	12.	163	12.	193	12.	224
13.	133	13.	164	13.	194	13.	225
14.	134	14.	165	14.	195	14.	226
15.	135	15.	166	15.	196	15.	227
16.	136	16.	167	16.	197	16.	228
17.	137	17.	168	17.	198	17.	229
18.	138	18.	169	18.	199	18.	230
19.	139	19.	170	19.	200	19.	231
20.	140	20.	171	20.	201	20.	232
21.	141	21.	172	21.	202	21.	233
22.	142	22.	173	22.	203	22.	234
23.	143	23.	174	23.	204	23.	235
24.	144	24.	175	24.	205	24.	236
25.	145	25.	176	25.	206	25.	237
26.	146	26.	177	26.	207	26.	238
27.	147	27.	178	27.	208	27.	239
28.	148	28.	179	28.	209	28.	240
29.	149	29.	180	29.	210	29.	241
30.	150	30.	181	30.	211	30.	242
31.	151			31.	212	31.	243

September		Oktober		November		Dezember	
Datum	Tage kum.	Datum	Tage kum.	Datum	Tage kum.	Datum	Tage kum.
01.	244	01.	274	01.	305	01.	335
02.	245	02.	275	02.	306	02.	336
03.	246	03.	276	03.	307	03.	337
04.	247	04.	277	04.	308	04.	338
05.	248	05.	278	05.	309	05.	339
06.	249	06.	279	06.	310	06.	340
07.	250	07.	280	07.	311	07.	341
08.	251	08.	281	08.	312	08.	342
09.	252	09.	282	09.	313	09.	343
10.	253	10.	283	10.	314	10.	344
11.	254	11.	284	11.	315	11.	345
12.	255	12.	285	12.	316	12.	346
13.	256	13.	286	13.	317	13.	347
14.	257	14.	287	14.	318	14.	348
15.	258	15.	288	15.	319	15.	349
16.	259	16.	289	16.	320	16.	350
17.	260	17.	290	17.	321	17.	351
18.	261	18.	291	18.	322	18.	352
19.	262	19.	292	19.	323	19.	353
20.	263	20.	293	20.	324	20.	354
21.	264	21.	294	21.	325	21.	355
22.	265	22.	295	22.	326	22.	356
23.	266	23.	296	23.	327	23.	357
24.	267	24.	297	24.	328	24.	358
25.	268	25.	298	25.	329	25.	359
26.	269	26.	299	26.	330	26.	360
27.	270	27.	300	27.	331	27.	361
28.	271	28.	301	28.	332	28.	362
29.	272	29.	302	29.	333	29.	363
30.	273	30.	303	30.	334	30.	364
		31.	304			31.	365

Tabelle 4: Nachkommastellenübersicht

Rhythmustag	Nachkommastellen bei Division durch entsprechende Rhythmuszahl		
	23 Körperliche Kurve	28 Seelische Kurve	33 Geistige Kurve
0	0	0	0
1	043	035	030
2	086	071	060
3	130	107	090
4	173	142	121
5	217	178	151
6	260	214	181
7	304	250	212
8	347	285	242
9	391	321	272
10	434	357	303
11	478	392	333
12	521	428	363
13	565	464	393
14	608	500	424
15	652	535	454
16	695	571	484
17	739	607	515
18	782	642	545
19	826	678	575
20	869	714	606
21	913	750	636
22	956	785	666
23	0	821	696
24		857	727
25		892	757
26		928	787
27		964	818
28		0	848
29			878
30			909
31			939
32			969
33			0

Tabelle 5: Biorhythmuszahl pro Rhythmustag

Rhythmustag	Biorhythmustag		
	Körperliche Kurve	Seelische Kurve	Geistige Kurve
Geburtstag	0	0	0
1	+27	+22	+19
2	+52	+43	+37
3	+73	+62	+54
4	+89	+78	+69
5	+98	+90	+81
6	+100	+97	+91
7	+94	+100	+97
8	+82	+97	+100
9	+63	+90	+99
10	+40	+78	+95
11	+14	+62	+87
12	-14	+43	+76
13	-40	+22	+62
14	-63	0	+46
15	-82	-22	+28
16	-94	-43	+10
17	-100	-62	-10
18	-98	-78	-28
19	-89	-90	-46
20	-73	-97	-62
21	-52	-100	-76
22	-27	-97	-87
23	0	-90	-95
24		-78	-99
25		-62	-100
26		-43	-97
27		-22	-91
28		0	-81
29			-69
30			-54
31			-37
32			-19
33			0

Tabelle 6: Mehrfaches von 23 und 28

Mehrfache von 23			
Jahre	Tage	Jahre	Tage
1	23	36	828
2	46	37	851
3	69	38	874
4	92	39	897
5	115	40	920
6	138	41	943
7	161	42	966
8	184	43	989
9	207	44	1.012
10	230	45	1.035
11	253	46	1.058
12	276	47	1.081
13	299	48	1.104
14	322	49	1.127
15	345	50	1.150
16	368	51	1.173
17	391	52	1.196
18	414	53	1.219
19	437	54	1.242
20	460	55	1.265
21	483	56	1.288
22	506	57	1.311
23	529	58	1.334
24	552	59	1.357
25	575	60	1.380
26	598	61	1.403
27	621	62	1.426
28	644	63	1.449
29	667	64	1.472
30	690	65	1.495
31	713	66	1.518
32	736	67	1.541
33	759	68	1.564
34	782	69	1.587
35	805	70	1.610

Mehrfache von 28			
Jahre	Tage	Jahre	Tage
1	28	36	1.008
2	56	37	1.036
3	84	38	1.064
4	112	39	1.092
5	140	40	1.120
6	168	41	1.148
7	196	42	1.176
8	224	43	1.204
9	252	44	1.232
10	280	45	1.260
11	308	46	1.288
12	336	47	1.316
13	364	48	1.344
14	392	49	1.372
15	420	50	1.400
16	448	51	1.428
17	476	52	1.456
18	504	53	1.484
19	532	54	1.512
20	560	55	1.540
21	588	56	1.568
22	616	57	1.596
23	644	58	1.624
24	672	59	1.652
25	700	60	1.680
26	728	61	1.708
27	756	62	1.736
28	784	63	1.764
29	812	64	1.792
30	840	65	1.820
31	868	66	1.848
32	896	67	1.876
33	924	68	1.904
34	952	69	1.932
35	980	70	1.960

Es gibt verschiedene Möglichkeiten, eine Abbildung der täglichen oder gar jährlichen Biorhythmus-Kurven zu erhalten. Wenn Sie Ihren Biorhythmus nach der Formel im Kapitel »Wie errechne ich meinen persönlichen Biorhythmus« errechnet haben, dann möchten Sie ihn wahrscheinlich auch in einer bildlichen Darstellung vor Augen haben. Zur Vereinfachung besorgen Sie sich spezielles vorgerastertes Papier, das Sie im Fachhandel bekommen. Darauf zeichnen Sie das Koordinatensystem und tragen nun den täglichen Biorhythmus ein. Für einen Jahresüberblick können Sie entweder jeden einzelnen Tag berechnen, oder Sie errechnen die Biorhythmen für das gesamte Jahr und zeichnen entsprechend eine Kurve im verkleinerten Maßstab. Vielleicht haben Sie nicht immer so viel Zeit, oder Sie suchen nach einem einfacheren Weg, den Biorhythmus täglich vor Augen zu haben.

Unter den einfacheren, nichtelektronischen Systemen ist das Biorhythmus-Rad der englischen *Biorhythm Company* sicher das überzeugendste. Da das Jahr in Kreisform dargestellt wird, haben Sie, sowie Sie den täglichen Rhythmus eingestellt haben, das gesamte Jahr vor Augen. Ein Nachteil ist allerdings, daß die Scheiben leicht verrutschen und auch die Einteilung insgesamt sehr klein ist, so daß sich eine geringe Verschiebung schon als gravierende Ungenauigkeit auswirken kann. Die Einstellung muß also immer wieder überprüft werden, und selbst beim Hinlegen auf die Unterlage kann sich das Ergebnis verschieben. Außerdem müssen Sie zuvor nach der Formel Ihren Biorhythmus errechnet haben. Dazu können Sie selbstverständlich auch einen kleinen Taschenrechner benutzen – diese sind heutzutage schon sehr preisgünstig zu erwerben.

Zur Überprüfung sollten Sie die Formel allerdings selbst errechnen, auch wenn Sie sich eine der elektronischen Möglichkeiten des Internets zunutze machen. Das ist für Personen mit Internetzugang eine einfache und vielseitige Möglichkeit. Wählen Sie eine Suchmaschine, und geben Sie als Suchbegriff »Biorhythmus errechnen« ein. Nun erscheinen etliche Seiten, und aus den Möglichkeiten suchen Sie sich eine solche aus, bei der Sie nach Angabe Ihres Geburtsdatums eine graphische Darstellung der biorhythmischen Werte des Tages erhalten. Über manche Anbieter können Sie auch eine Jahreskurve erhalten. Überprüfen Sie aber die erhaltenen Werte, indem Sie bei verschiedenen Anbietern mehrere Kurven erstellen lassen und diese vergleichen. Darüber hinaus sollten Sie jedoch von Zeit zu Zeit eine eigene Rechnung mit Zeichnung erstellen und damit die Zuverlässigkeit ihres Internetanbieters überprüfen. Haben Sie sich dann eine solche Kurvendarstellung ausgedruckt, können Sie diese nach dem vorliegenden Buch deuten.

Eine weitere interessante Möglichkeit ist eine Armbanduhr, die auf Wunsch auch den persönlichen Biorhythmus des Tages angibt. Dann haben Sie zwar keine graphische Darstellung, können aber überall und unkompliziert den täglichen Stand der Periodenkurven überprüfen.

Da das Interesse am Biorhythmus seit den achtziger Jahren des letzten Jahrhunderts leider zurückgegangen ist, sind in den letzten Jahren weniger Hilfsmittel auf dem Markt erschienen als in der zweiten Hälfte des 19. Jahrhunderts. Allerdings dürften Sie mit den vorhandenen Möglichkeiten auch schon sehr gut zurechtkommen. Wenig aufschlußreich, sogar irreführend, sind die biorhythmischen Kurven, die über den Sammelhoroskopen in Zeitschriften zu finden sind. Genaugenommen sind diese ebenso nichtssagend wie die Horoskope für alle drei Dekaden eines Sternzeichens. Ohne genaues Geburtsdatum läßt sich weder das eine noch das andere berechnen.

Experimentieren Sie zu Beginn, mit welcher Möglichkeit Sie am besten Ihre persönlichen Kurven herausfinden. Nutzen Sie den geringen Zeitaufwand, um sich eine Pause im Getriebe des Alltags zu gönnen. Sie werden bald bemerken, daß sich der Einsatz lohnt – ein Leben im Einklang mit dem Biorhythmus ist einfacher, erfolgreicher und gesünder!

Deutung der verschiedenen Kurvenkonstellationen

Hier finden Sie nun die Deutung der möglichen Kombinationen der Biorhythmuskurven. Durch die Kreuzungen der drei Kurven ergeben sich natürlich sehr viele Variationen. Wenn Sie aber die nachfolgenden Kombinationen kennen, können Sie auch andere, vergleichbare Konstellationen richtig bewerten. Grundsätzlich gilt jede Deutung für mehrere Tage. Angegeben ist jeweils die exakte Position. Die Bezeichnung »wechselnd« steht für die Kreuzung der Mittellinie. Den absteigenden Einfluß spüren Sie jeweils zwei bis drei Tage nach der genauen Kreuzung, sie kann aber auch noch länger nachwirken. Etwa ab der Mitte, zwischen der Mittellinie und der unteren Linie des Koordinatensystems, gilt dann bereits die Wirkung des »Tiefs«. Nach dem tiefsten Punkt allerdings wechselt die Lage fast unmittelbar, weil die Kurve sich in die aufsteigende Richtung bewegt; diese Tendenz ist stärker zu spüren als der absteigende Einfluß.

Bei Kreuzung der Nullinie gilt wieder der Einfluß »wechselnd«, besonders zwei Tage danach, dann wirkt schon völlig der Einfluß des »Hochs«. Entsprechend können Sie die Bewertung Ihrer speziellen Tageskonstellation vornehmen, wenn Ihre Kurven noch nicht ganz die exakte, in der Deutung angegebene, Stellung erreicht haben.

Für die Tage vor der Kreuzung der Mittellinie, also vor dem Einfluß »wechselnd«, gilt bei jedem Ungleichgewicht ein sonderbarer Umstand, den Fließ die Euphorie genannt hat. Wenn Sie also irgendwie im Ungleichgewicht sind – und das ist schließlich fast jeder einmal –, dann fühlen Sie sich, kurz bevor die körperliche Kurve die Mittellinie kreuzt, ausnehmend gut. Das wäre eigentlich ein erfreulicher Umstand, aber zum einen bewirkt die kurzfristige Besserung schnell eine Überforderung der Kräfte, weil man sich im Glauben an eine endgültige Heilung zu viel zumutet, zum anderen schlägt die Energie dann um so heftiger um. Je kränker der Mensch, um so gefährlicher kann der Zustand nach einer plötzlichen Besserung sein. Hier treten dann ernsthafte Krisen des Krankheitsverlaufs ein. Bei depressiven Verstimmungen wirkt sich dies ähnlich aus.

Generell ist es so, daß Sie die biorhythmischen Schwankungen heftiger erleben, wenn es Ihnen in irgendeinem Bereich des Lebens nicht gutgeht oder Sie sehr einseitig leben. Wer ausschließlich intellektuell arbeitet, wird die periodischen Tage und das Tief der 33-Tage-Kurve besonders unangenehm erleben. Je vielseitiger Ihre Aufgaben sind, um so leichter werden Sie sich spontan den richtigen Ausgleich für eine Schwäche in einem der anderen Zyklen wählen. Je stabiler ein Mensch ist und je mehr er im Einklang mit der Natur lebt, um so angenehmer nimmt er das Auf und Ab der biorhythmischen Energiezyklen wahr, eher wie Tag und Nacht, Ebbe und Flut. Leider trifft das nur für wenige Menschen zu und meist auch nur für eine begrenzte Zeit. Um so hilfreicher ist es, von seinem Biorhythmus zu wissen, damit man sich in seiner Lebensführung darauf einstellen kann! Eine sehr günstige Zusammenstellung ist es, wenn sich zwei Rhythmen aufsteigend und eine Periode im Tief befindet. Das Tief wird dadurch ausgeglichen und sorgt im Gegenzug dafür, daß keine Leichtsinnigkeit, Unfallgefährdung usw. den Höhenflug stören. Das gilt für jede mögliche Variation dieser Konstellation, auch wenn sich durch das jeweilige Tief immer eine leicht unterschiedliche Färbung des Tages ergibt.

Von solchen Tagen sagte Wilhelm Fließ:
»An den periodischen Tagen befindet sich niemand wohl, weder Mann noch Frau. Unsere Aufmerksamkeit an diesen Tagen ist gemindert, die Spannkraft gelockert, die Laune gedrückt. An solchen Tagen sind wir auch zu Unfällen disponiert.«

Körperliche Kurve hoch, seelische Kurve hoch, geistige Kurve hoch

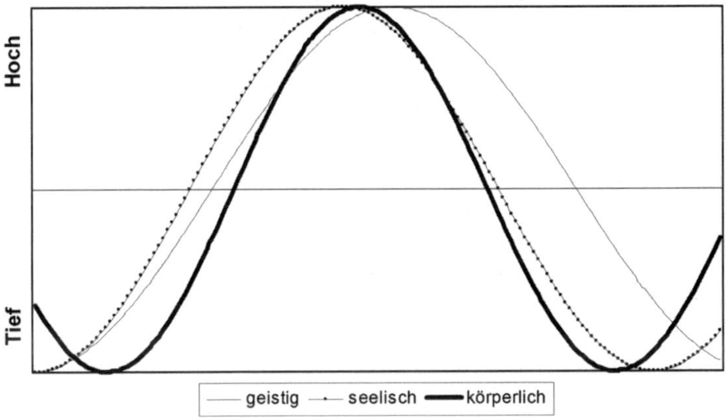

Dies ist eine seltene Konstellation, und sie könnte das große Glück bringen: etwa durch Erfolge im Beruf, Sport oder Ausbildung, die aufgrund des optimalen Zustands erreicht werden. Die Gefahren können leicht vermieden werden. Sie liegen in Überanstrengung, weil es keine Ermüdung gibt, insbesondere was sportliche oder körperliche Leistungen betrifft. Im schlimmsten Fall kann der »Höhenflug« zum Unfall führen. Da die Energie nicht so stark bleiben kann, vermeiden Sie es, heute viele neue Verpflichtungen einzugehen, nur weil Sie sich gerade gut fühlen. Je reifer ein Mensch ist, um so weniger Probleme wird er mit dem dreifachen Hoch haben. Genießen Sie also diesen Tag, seien Sie einfach glücklich!

Körperliche Kurve hoch, seelische Kurve hoch, geistige Kurve tief

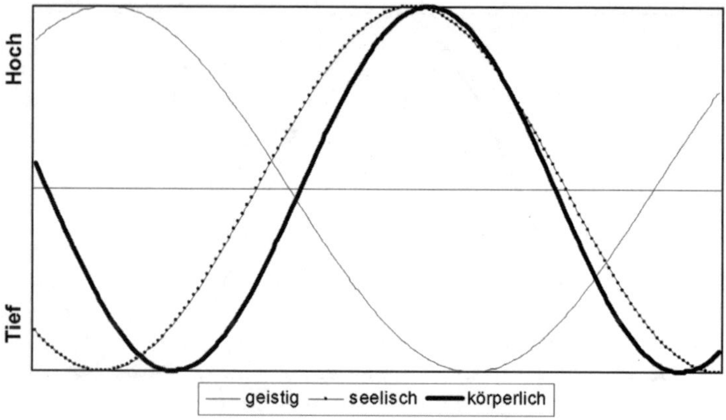

Dies ist eine der angenehmen Konstellationen des Lebens. Das Wohlbefinden ist gesteigert, und die Gefühlslage garantiert glückliche Empfindungen. Die sexuelle Aktivität steht unter einem günstigen Aspekt. Da der geistige Zyklus durch den tiefsten (periodischen) Punkt intellektuelle und spirituelle Tätigkeit dämpft, können künstlerische und kreative Arbeiten besonders gut gelingen. Sollten Aufgaben anstehen, die besondere geistige Fähigkeiten erfordern, werden gute Einfälle die mangelnde Brillanz des Intellekts ausgleichen.

Körperliche Kurve hoch, seelische Kurve hoch, geistige Kurve wechselnd

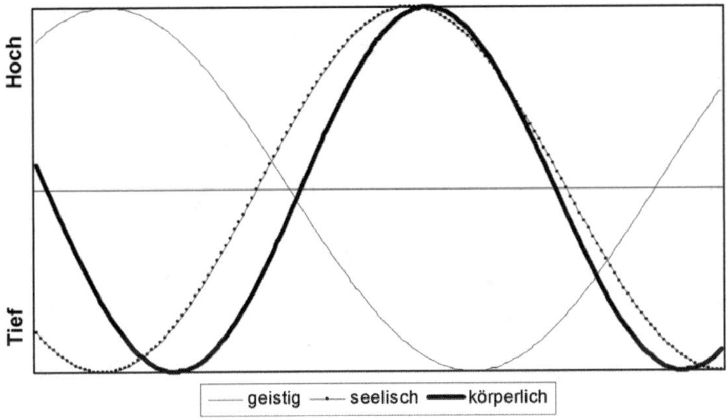

Körper und Seele garantieren Wohlbefinden und Glücksgefühle, aber der geistige Zyklus erzeugt eine Spannung. Da die Kurve die Mittellinie kreuzt und sich jetzt abwärts bewegt, macht sich der Wechsel der Energie unangenehm bemerkbar: durch unklare Gedanken und verminderte intellektuelle Leistungsbereitschaft. Diese Tendenz könnte zu Streitgesprächen führen – läßt sich aber durch körperliche Betätigung mit nachfolgender Entspannung und deren künstlerischen Eindrücken ausgleichen.

Körperliche Kurve hoch, seelische Kurve tief, geistige Kurve hoch

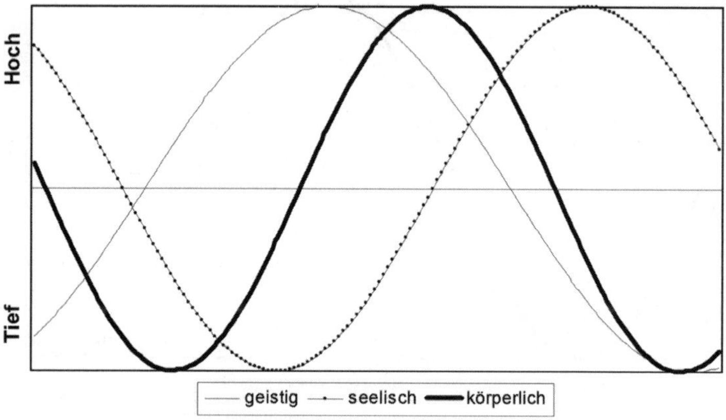

Dies ist eine der angenehmen Konstellationen des Lebens. Das Wohlbefinden ist gesteigert, die geistige Aktivität ist glänzend, was eine seelische Tieflage gut ausgleichen kann. Die Gefühlswelt ist herabgedämpft, was beispielsweise in Zeiten seelischer Verluste als sehr angenehm empfunden wird. Sportliche und geistige Tätigkeit verlaufen aber sehr befriedigend und können eine angenehme Stimmungslage erzeugen, nur ist diese eher sachlich. Eine ideale Konstellation für berufliche Erfolge.

Körperliche Kurve hoch, seelische Kurve tief, geistige Kurve tief

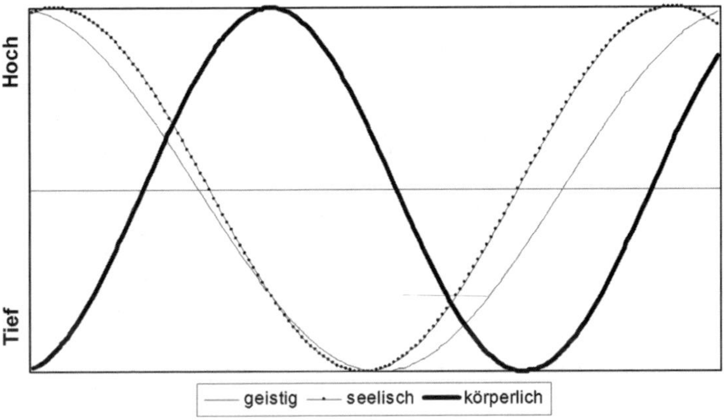

Körperliche Kraft ist ausreichend vorhanden, so daß der Schwerpunkt auf der Erledigung körperlicher Arbeiten oder sportlichen Ausdauertrainings liegen sollte. Routinearbeit geht allgemein gut von der Hand. Was dabei fehlt, ist die gute Stimmung, und da auch die geistige Spannkraft fehlt, ist der Tag insgesamt von einer gedämpften Energie gekennzeichnet. Im Normalzustand wird dies als unbefriedigende, langweilige Tendenz erlebt. Bei seelischen Verlusten und chronischen Schmerzen wirkt es sich positiv aus. Der Tag kann aber für regelmäßige Arbeit gut genutzt werden – nur Höhenflüge dürfen nicht erwartet werden.

Körperliche Kurve hoch, seelische Kurve tief, geistige Kurve wechselnd

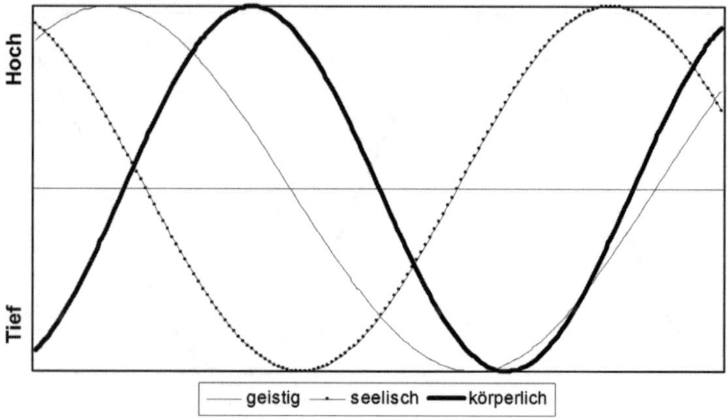

Die körperliche Leistungsfähigkeit und Ausdauer ist gut, die Gefühle sind am tiefsten Punkt des Zyklus gedämpft, was sich in Zeiten der Trauer positiv auf das Empfinden auswirkt. Da sich die geistige Energie am Schnittpunkt zur absteigenden Kurve befindet, gerät die Lage aber doch ins Ungleichgewicht. Die plötzlich abfallende geistige Schaffenskraft kann zu Vergeßlichkeit oder zu »geistesabwesenden« Zuständen führen. Bei großen Anforderungen sind Fehler und kleine Mißgeschicke möglich, die Stimmung wird dann gedrückt, und Sie fühlen sich vielleicht entmutigt. Das körperliche Hoch hilft beim Durchhalten – gönnen Sie sich spätestens am Abend einen ausgedehnten Spaziergang oder eine andere entspannende Bewegung.

Körperliche Kurve hoch, seelische Kurve wechselnd, geistige Kurve hoch

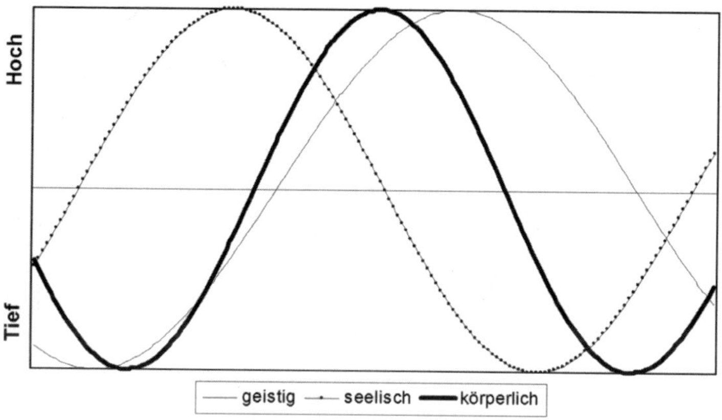

Körperlich und geistig sind Sie sehr leistungsfähig, das garantiert Erfolg am Arbeitsplatz oder bei jeder anderen Tätigkeit. Problematisch ist der periodische Tag im seelischen Zyklus aufgrund gesteigerter Empfindsamkeit, Verletzlichkeit und Übererregbarkeit. All das führt dazu, daß Sie sich viel zu leicht angegriffen fühlen; die körperliche und geistige Kapazität verleitet dann dazu, den anderen Menschen durch scharfe Worte oder, im Extremfall, durch brüske körperliche Bewegungen zu verletzen. Ein Ausgleich der Spannung ist auch hier durch sportliche Aktivität gut möglich. Meiden Sie aber Wettkämpfe! Das geistige Hoch begünstigt Meditation, was ebenfalls die innere Ruhe stärkt. Idealer Ausgleich für diesen Tag sind meditative körperliche Bewegungskünste wie Qi Gong oder Eurythmie.

Körperliche Kurve hoch, seelische Kurve wechselnd, geistige Kurve tief

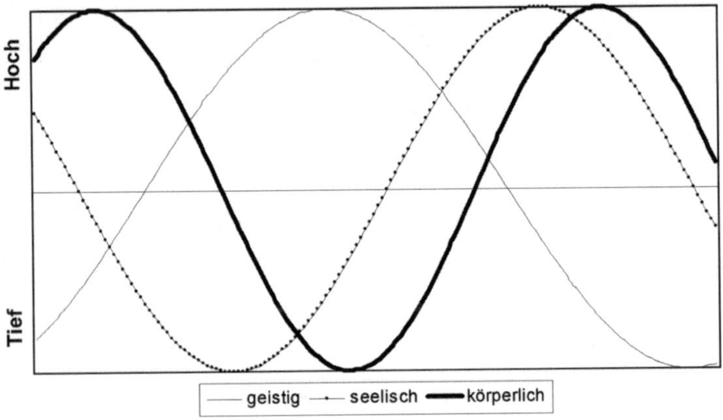

Auch heute liegt die Stärke im körperlichen Zyklus, der geistige Elan ist gedämpft, und seelisch bewirkt der periodische Tag eine gereizte Stimmung. Es sind also keine idealen Voraussetzungen, aber Routinearbeiten werden Ihnen in jedem Fall gelingen und Sie auch nicht übermäßig anstrengen. Intellektuelle Schwäche und die reizbare, unzufriedene Stimmung könnten zu allerhand Konflikten führen. Schmerzen werden unangenehmer erlebt als sonst, Sorgen oder Kummer führen leicht zu einem Gefühl der Ausweglosigkeit. Manche unsinnige Kurzschlußreaktion geht auf das Konto dieser Konstellation, weil die körperliche Energie ausreicht. Am besten halten Sie sich heute an das Bewährte, dann wird nichts schiefgehen. Verschieben Sie wichtige Entscheidungen oder schwierige Arbeiten auf einen anderen Zeitpunkt.

Körperliche Kurve hoch, seelische Kurve wechselnd, geistige Kurve wechselnd

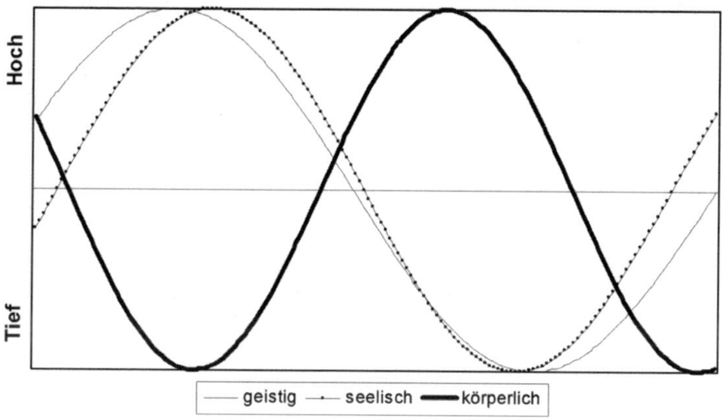

Dieser Tag hat wirklich das Potential zu einem »kritischen« Tag! Schlechte Laune, reizbare Stimmung und ein geistig nachlassendes Potential erzeugen eine Spannung, die durch das körperliche Hoch noch an Energie gewinnt. Unkontrolliert führt das zu sinnlosem Aktivismus, was mit erhöhter Unfallgefahr einhergeht. Planen Sie gleich am Morgen mehr Zeit ein, um sich mit einigen Minuten Meditation oder Entspannung auf den Tag einzustimmen, bleiben Sie heute insgesamt zurückhaltend, und nehmen Sie die Konflikte des Tages nicht zu ernst. Abends wird ein körperlicher Ausgleich zur Entspannung verhelfen. Sportliche Hochleistungen sind nicht zu erwarten, am besten meiden Sie Wettkämpfe und Anstrengung: es könnte leicht zu einem »Fehltritt« mit Verletzungsgefahr kommen. Nur Geduld: Bald sieht alles wieder besser aus!

Körperliche Kurve tief, seelische Kurve hoch, geistige Kurve hoch

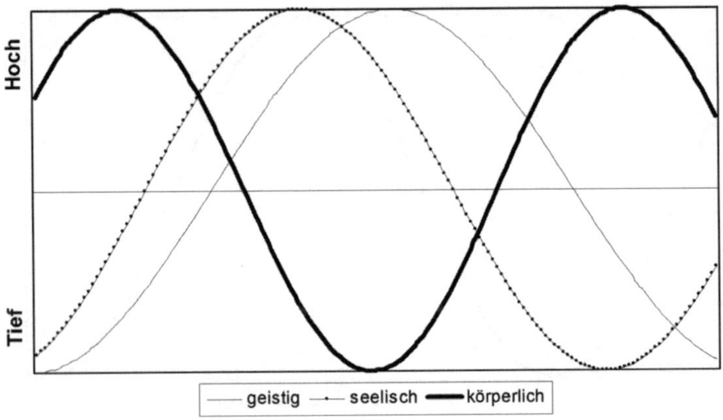

Ein Glückstag: Geistige Frische und Spannkraft mit einer glücklichen, fröhlichen Stimmung begünstigen jede Art geistiger, kreativer oder künstlerischer Arbeit. Aber auch zwischenmenschliche Begegnungen sind vom Glück begünstigt. Mit dieser Konstellation kommt es zu besonders tiefsinnigen und innigen Gesprächen. Nur an der körperlichen Kraft hapert es: Meiden Sie also Überanstrengung, lassen Sie den Abendsport ausfallen, und genießen Sie lieber die Gesellschaft guter Freunde oder Ihres Lebenspartners.

Körperliche Kurve tief, seelische Kurve hoch, geistige Kurve tief

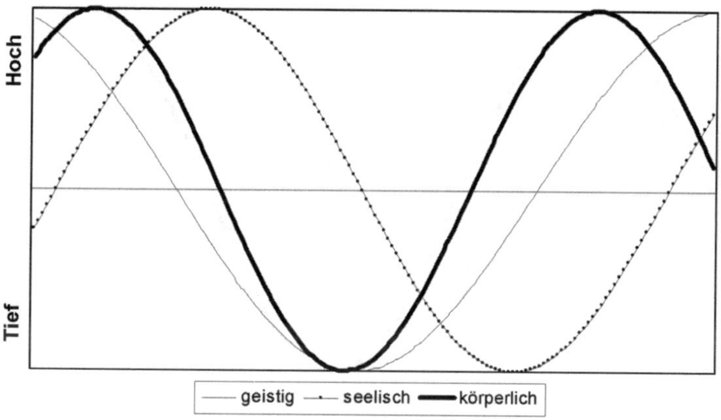

Kein Tag für Höhenflüge: körperliche und geistige Energie sind gedämpft. Leider verleitet die gute Gefühlslage leicht zu ungewohnter Anstrengung, für die die vorhandene Kraft aber nicht reicht. Damit sind Enttäuschung, Unfälle oder Schlimmeres programmiert. Lassen Sie es nicht so weit kommen: Widmen Sie sich in aller Ruhe den täglichen Pflichten, die durch die gute Stimmungslage heute sogar leichter fallen als sonst. Ein gemütlicher Abend zu Hause rundet einen beschaulichen Tag am besten ab. Vielleicht verbringen Sie den Feierabend mit künstlerischer Tätigkeit; die dürfte Ihnen heute gut gelingen.

Körperliche Kurve tief, seelische Kurve hoch, geistige Kurve wechselnd

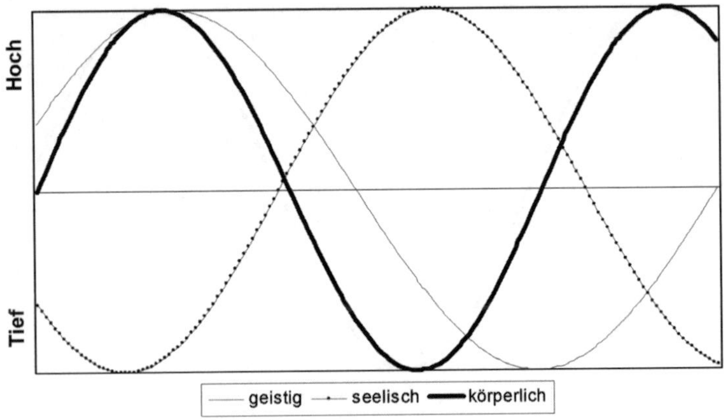

Körperlich fühlen Sie sich schlapp, und die geistige Kurve ist absteigend; das ist eine Kombination, die Ihnen wenig Energie zur Verfügung stellt. Die seelische Hochphase kann zu unüberlegten Entscheidungen verführen – verschieben Sie also Grundsatzdiskussionen in der Ehe oder mit Familienmitgliedern auf einen anderen Zeitpunkt. Für anstrengende Arbeiten oder ungewohnte, lange Autofahrten ist heute sicher kein guter Tag, denn es besteht erhöhte Unfallgefahr. Wenn wichtige Arbeiten unumgänglich sind, planen Sie viele Pausen ein, und erwarten Sie nicht zuviel Erfolg. Auch beruflich sollten wichtige Entscheidungen verschoben werden. Vor Hochleistungssport kann nur gewarnt werden, ein bißchen Ausdauertraining genügt für heute.

Körperliche Kurve tief, seelische Kurve tief, geistige Kurve hoch

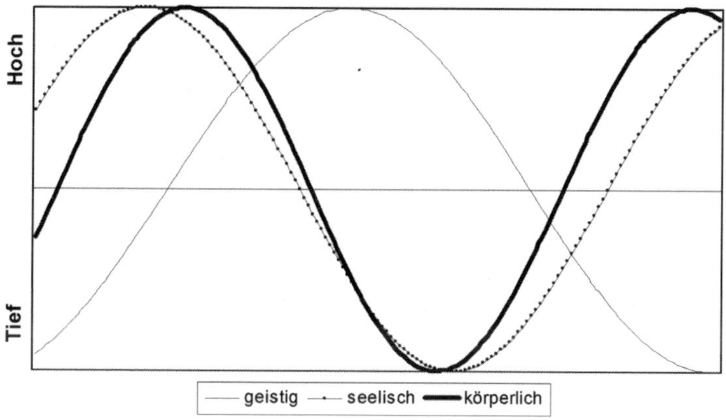

Die körperliche Energie ist auf dem Tiefpunkt, deshalb fühlen Sie sich müde und kraftlos. Jeder Handgriff strengt an, weil auch die seelische Kurve ihren tiefsten Punkt erreicht hat. Es herrscht bleierne Schwere vor, was Ihnen heute nur allzu schmerzlich bewußt ist, denn Ihr geistiger Zyklus befindet sich auf dem Höhepunkt. Diese Hochphase läßt sich leider nur wenig nutzen, da die anstehenden Arbeiten heute sicher nur mit beträchtlicher Anstrengung zu erledigen sein werden. Wenn Sie sich Ihre Pflichten frei einteilen können, lesen Sie in einem schönen, nicht allzu schwierigen Buch, blättern Sie in einer Fachzeitschrift oder recherchieren Sie im Internet. Meiden Sie insbesondere Grübeleien, etwa über das nahende Alter oder anstehendes Unglück. Nutzen Sie diesen Tag zur Erholung, bald kommt wieder eine Periode vermehrter Schaffenskraft.

Körperliche Kurve tief, seelische Kurve tief, geistige Kurve tief

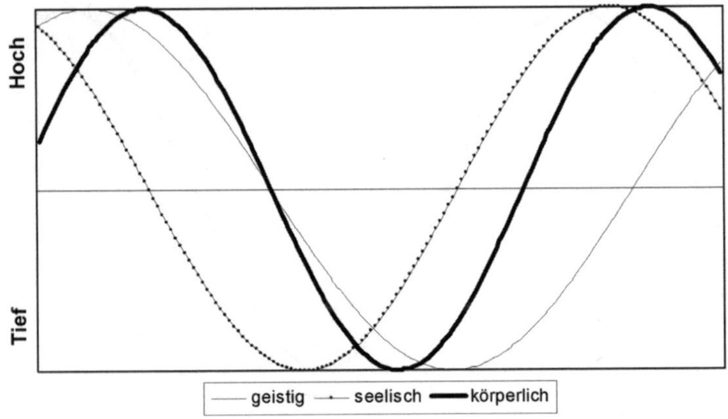

Heute ist absolute Ruhe angesagt: Meiden Sie Anstrengungen, akzeptieren Sie, daß Ihnen heute selbst Routinearbeiten nur schwer von der Hand gehen werden. Das Beste wäre wirklich, gar nichts von sich zu erwarten, sondern den Tag einfach gemütlich zu Hause zu verbringen. Prüfungen, wichtige Gespräche und zukunftsweisende Entscheidungen sollten, wenn irgend möglich, auf einen anderen Tag verschoben werden. Ansonsten können Sie nur hoffen, daß Ihnen Ihre (hoffentlich) ausgezeichnete und gründliche Vorbereitung über die Runden hilft, aber es wäre wirklich besser, sich in allen Angelegenheiten Bedenkzeit zu erbitten. Schließlich sind solche Tage im Laufe des Lebens gar nicht so häufig. Schwerkranke könnten an diesem Tag von ihrem Leiden erlöst werden.

Körperliche Kurve tief, seelische Kurve tief, geistige Kurve wechselnd

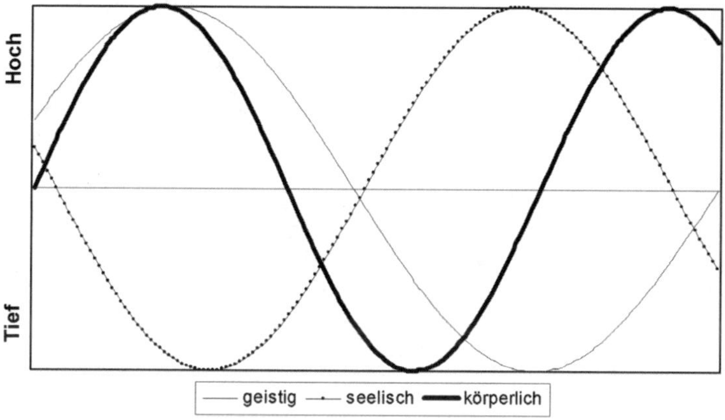

Diese ungewöhnliche Kombination ist nicht günstig. Körperliche und seelische Energie sind tief, was als gedämpfter Zustand wahrgenommen wird, aber der absinkende geistige Zyklus sorgt für Spannung, gerade so, als wollten Sie im letztmöglichen Augenblick, bevor auch dieser Zyklus zum tiefsten Punkt absinkt, noch eine Änderung der Lage herbeiführen. Vergegenwärtigen Sie sich, daß Sie heute gar nichts entscheiden oder tun müssen: Auch dieser Tag mit seiner sonderbaren Konstellation wird vergehen, wie jeder andere! Bleiben Sie geduldig, und erwarten Sie hoffnungsvoll einen neuen Morgen. Dann werden Sie klarer sehen und bessere Entscheidungen treffen als heute.

Körperliche Kurve tief, seelische Kurve wechselnd, geistige Kurve tief

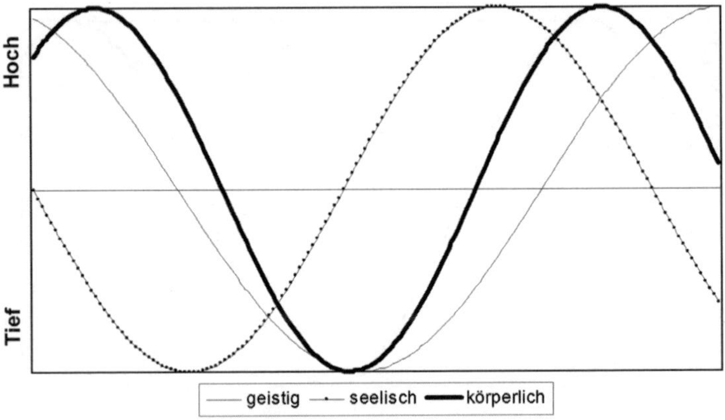

Ziemlich kritischer Gemütszustand: Körperlich fühlen Sie sich unwohl, geistig erschöpft, und seelisch sorgt die umschlagende Energie für Ungeduld oder Reizbarkeit. Verstimmt, wie Sie sind, werden Sie leicht zu einem unangenehmen Zeitgenossen. In Warteschlangen, Verkehrsstaus oder langwierigen Konferenzen können Sie sich heute nur mühsam beherrschen. Am besten, Sie meiden diese Situationen. Wenn Sie regelmäßig meditieren, sind Sie heute jedenfalls im Vorteil, denn dann schaffen Sie es, gelassen und höflich zu bleiben.

Körperliche Kurve tief, seelische Kurve wechselnd, geistige Kurve wechselnd

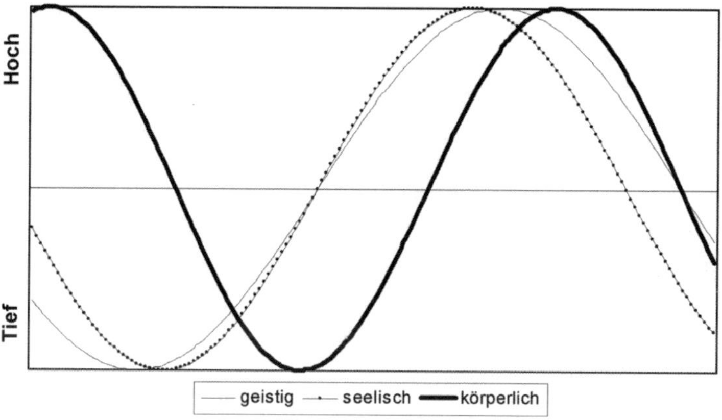

Körperliche Mattigkeit, eine große Spannung durch die sich verändernde (absteigende) Kurve im Seelischen, und dieselbe Situation im Geistigen: heute gibt es energetisch keinerlei Ausgleich. Meiden Sie ungewohnte und anstrengende Arbeiten, lassen Sie sich einfach treiben, ohne zuviel von sich zu verlangen, und nehmen Sie weder Ihre gedrückte Stimmung noch die trüben Gedanken allzu ernst, dann werden Sie auch diesen Tag leidlich gut überstehen. Unterschätzen Sie nicht die Unfallgefährdung des heutigen Tages!

Körperliche Kurve wechselnd, seelische Kurve hoch, geistige Kurve hoch

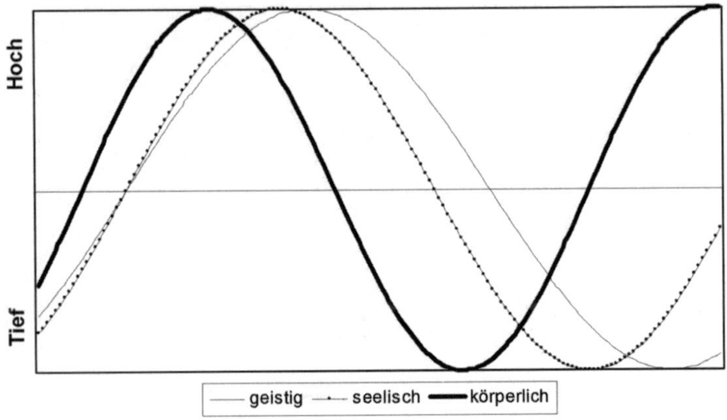

Das Problem dieser Konstellation ist, daß Sie sich durch das seelische und körperliche Hoch überfordern, und die körperliche Situation ist eben kritisch. Deshalb gibt es mit dieser Kombination allerhand Unfälle. Aber das müßte nicht so sein! Denn die Energie eignet sich hervorragend für kreative und intellektuelle Aufgabenstellungen, für die heute eine geniale Lösung gefunden werden könnte. Nur sportliche Aktivitäten und körperlich anstrengende Arbeiten können sich problematisch auswirken.

Körperliche Kurve wechselnd, seelische Kurve hoch, geistige Kurve tief

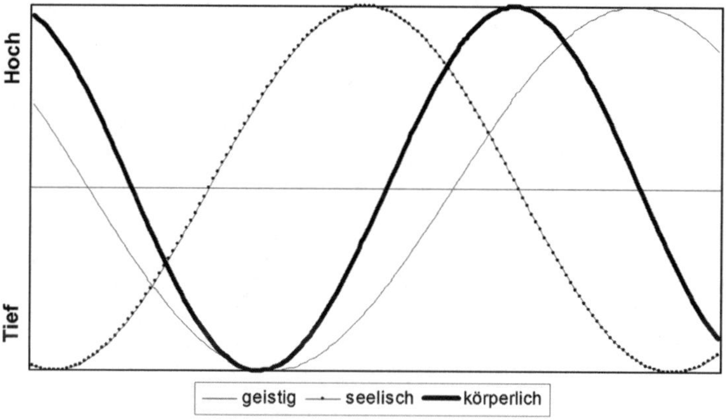

Unter dieser seltenen Konstellation werden Sie von ziemlich widersprüchlichen Einflüssen beherrscht. Der Wechsel der körperlichen Energie wird verstärkt durch geistige Mattigkeit, angenehm ist dagegen die Stimmungslage. Das reicht aber nicht aus, um den körperlich »kritischen« Aspekt vollständig auszugleichen. Bedenken Sie, daß Sie unter einem solchen Einfluß bis zu sechsmal langsamer reagieren! Wahrscheinlich fühlen Sie sich schläfrig, aber die Laune ist gut – akzeptieren Sie einfach einen Tag, an dem Sie langsamer sind. Für Sie gilt heute: In der Ruhe liegt die Kraft.

Körperliche Kurve wechselnd, seelische Kurve hoch, geistige Kurve wechselnd

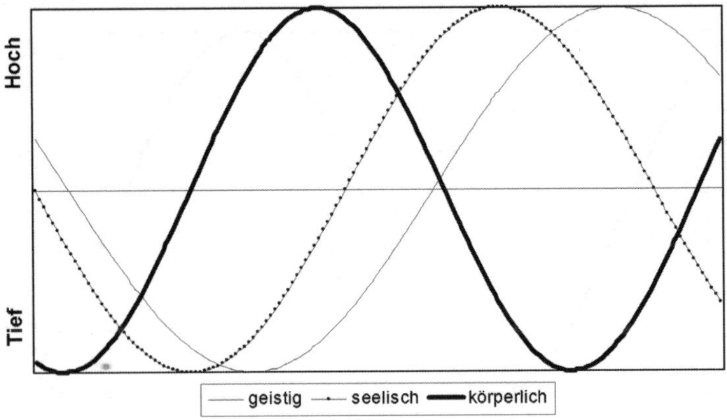

Körperliches Mißempfinden und geistige Fehlleistungen können durch das seelische Hoch nicht ausgeglichen werden – im Gegenteil. Ältere Menschen neigen zu Stürzen oder anderen Verletzungen. Die seelische Energie führt eher zur Aggression oder Frustration, je mehr Mißgeschicke sich im Laufe des Tages anhäufen. Sie fühlen sich zunehmend verunsichert. Nur Geduld! Auch dieser Tag vergeht, und bessere werden kommen.

Körperliche Kurve wechselnd, seelische Kurve tief, geistige Kurve hoch

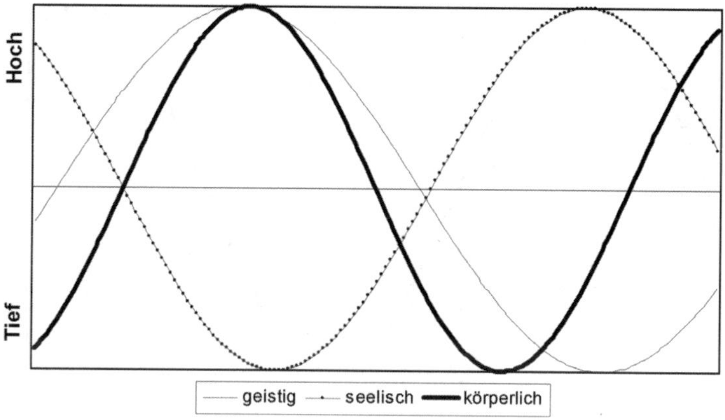

Es wird schwierig sein, die geistige Hochphase zu nutzen – durch das seelische Tief spüren Sie zu deutlich die nachlassende körperliche Energie. Schmerzen, Kummer und Sorgen drängen scharf ins Bewußtsein. Verdrängte Gefühle und Probleme belasten Sie heute, aber es fehlt die Kraft, sie zu bearbeiten und aufzulösen. Die Arbeit geht schwer von der Hand, und das bedrückt Sie unnötig. Verschieben Sie allzu komplizierte Prozesse auf morgen. Meditation und spirituelle Erfahrung wirken günstig auf Ihr Wohlbefinden.

Körperliche Kurve wechselnd, seelische Kurve tief, geistige Kurve tief

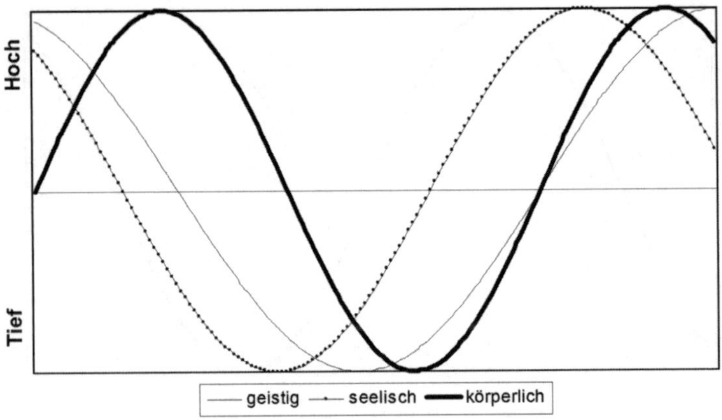

Auch der heutige Tag wird vergehen, er ist gekennzeichnet durch körperliches Unbehagen, Niedergeschlagenheit und trübe Gedanken. Schmerzen und seelische Verluste wiegen heute besonders schwer, Trauer und Sorgen werden übermächtig. Sie fühlen sich belastet und überladen, ohne diesen Aufgaben gewachsen zu sein. Kein guter Tag für kritische Gespräche oder wichtige Konferenzen. Wahrscheinlich würden Sie aus Schwäche nachgeben oder Fehlentscheidungen treffen. Verschieben Sie alles, was sich verschieben läßt! Bald werden wieder bessere Einflüsse vorherrschen. Tanken Sie bis dahin auf mit Entspannung, Ruhe und Meditation.

Körperliche Kurve wechselnd, seelische Kurve tief, geistige Kurve wechselnd

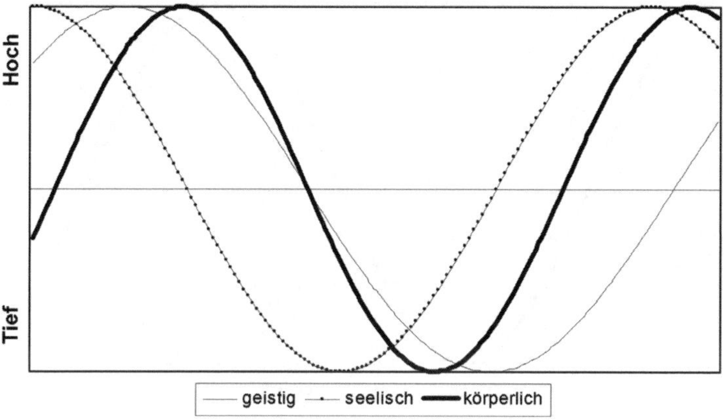

Ein Tag voll kritischer Energie – körperliche und geistige Periode schlagen um und setzen Sie unter Spannung, und seelisch herrscht der Tiefpunkt. Sie stehen wie neben sich und spüren schmerzlich, daß Sie heute nicht Sie selbst sind. Aber auch die zurückflutende Kraft, die Ebbe, gehört zur Natur des Menschen. Schalten Sie alle Aktivitäten zurück, denn Ihre Reaktionen sind verlangsamt, und Sie ordnen das Sozialverhalten Ihrer Mitmenschen falsch ein. Vermeiden Sie unbedingt Anstrengungen, wenn Sie älter sind, denn dies ist eine Konstellation, die latente Leiden leicht in die Krise treibt.

Körperliche Kurve wechselnd, seelische Kurve wechselnd, geistige Kurve hoch

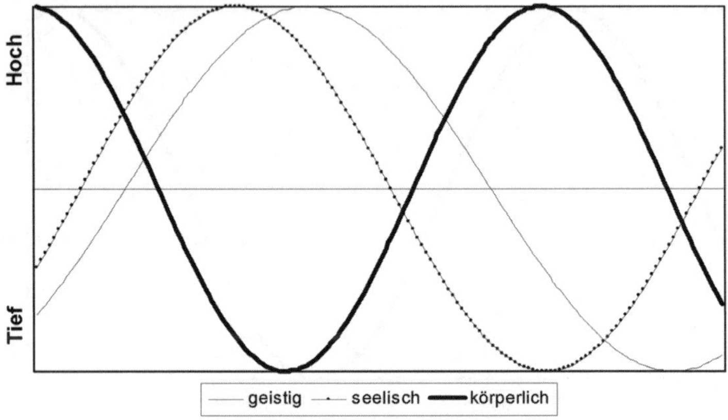

Ein Tag mit kritischer Energie – körperlicher und seelischer Zyklus schlagen um und setzen Sie unter Spannung, aber geistig bestimmt Sie ein Hoch. Lange bestehende seelische und gesundheitliche Leiden treiben zur Krisis, allerdings hilft Ihnen das intellektuelle Hoch, einen kühlen Kopf zu bewahren und im Ernstfall die richtige Entscheidung zu treffen.

Für gute Arbeit reicht das Hoch allerdings nicht – ihm stehen das körperliche Unwohlsein und die seelische Anspannung entgegen. Wenn Sie vorsichtig sind, sollten sich aber Fehler vermeiden lassen. Teamarbeit wirkt heute eher belastend, weil Sie die Reaktionen der anderen Menschen nicht richtig einschätzen können. Unfälle, Geburten und Todesfälle werden mit dieser Kombination der Zyklen in Verbindung gebracht.

Körperliche Kurve wechselnd, seelische Kurve wechselnd, geistige Kurve tief

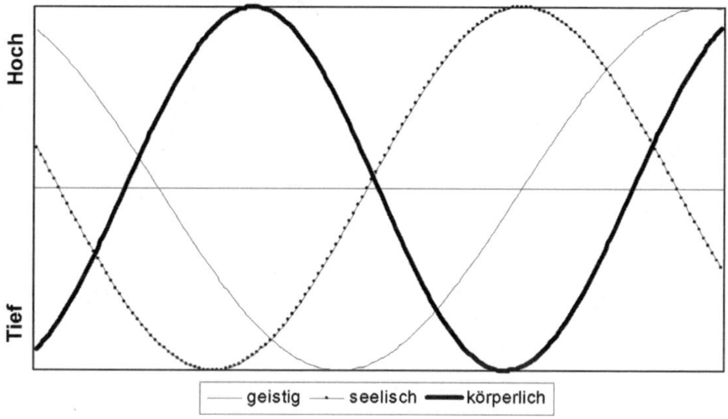

Heute können Sie nicht auf Reserven zurückgreifen. Durch die Spannung im körperlichen und seelischen Zyklus plagen Schmerzen Sie mehr als sonst, auch alte, scheinbar längst überwundene Leiden machen sich wieder unangenehm bemerkbar. Die geistige Reaktion und intellektuelle Leistungsfähigkeit ist vermindert. Unfälle, Geburten und Todesfälle werden mit dieser Kombination in Verbindung gebracht. Bleiben Sie heute sehr vorsichtig und zurückhaltend, denken Sie daran: Nach der Ebbe folgt die Flut.

Körperliche Kurve wechselnd, seelische Kurve wechselnd, geistige Kurve wechselnd

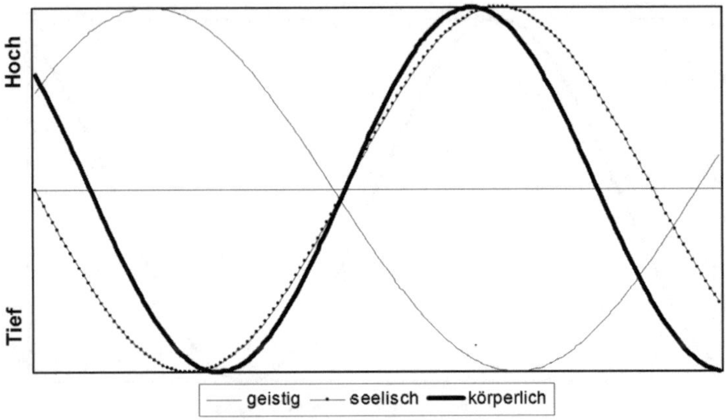

Heute fühlen Sie sich so sonderbar, daß Sie von selbst zurückhaltend und besonders vorsichtig agieren. Es häufen sich gesundheitliche Krisen aller Art. Operationen, die an einem solchen Tag vorgenommen werden, können von Komplikationen begleitet werden. Solche Tage sind sehr selten, sie kommen nur alle sieben bis neun Jahre vor, also höchstens sieben- oder achtmal in Ihrem Leben. Und sie vergehen, wie alle anderen Tage auch. Wenn Ihr Alltag gerade besonders ruhig und regelmäßig verläuft, wird Ihnen diese Konstellation womöglich gar nicht auffallen.

Biorhythmische Bewertung verschiedener Situationen

Jeder von uns kennt Situationen, für deren Erfolg eine gründliche Vorbereitung wichtig ist. Dazu gehören Prüfungen – von der Führerscheinprüfung bis zum Staatsexamen –, aber auch Bewerbungsgespräche, wichtige Präsentationen im Beruf oder entscheidende Konferenzen. Ebenso gibt es erfreuliche Ereignisse wie Gartenfeste, Jubiläumsfeiern oder Hochzeiten, die geplant sein wollen.

Der Wunsch, wichtige Geschehnisse unter einem günstigen Vorzeichen ablaufen zu lassen, ist so alt wie die Geschichte der Menschheit. Rituale haben hier ihren Ursprung. Mit dem Biorhythmussystem können Sie aber nun recht gut überprüfen, wie Ihr Zustand zu einem bestimmten Zeitpunkt sein wird. Die Einzeldeutung des vorangegangenen Kapitels kann Ihnen dabei helfen. Grundsätzlich gibt es viele neutrale Konstellationen, so wie sich auch das Leben aus vielen alltäglichen Stunden zusammensetzt. Das ist durchaus nichts Negatives, und mit einer eher »neutralen« Kurvenkombination verläuft ein wichtiges Ereignis auch weniger aufregend. Bei einer Prüfung wird die Vorbereitung durch Lernen wesentlich mehr zählen als an Tagen mit einem absoluten Hoch oder Tief. Schwieriger wird es, wenn ein Zyklus sich in wechselnder Position befindet. Unter Umständen kann das aber noch durch ein Hoch ausgeglichen werden. Es ist davon abzuraten, einen wichtigen Termin dann stattfinden zu lassen, wenn zwei Perioden unter wechselndem Einfluß stehen und dann möglicherweise noch ein Tief hinzukommt. Die nachfolgenden Beispiele setzen die bestmögliche Vorbereitung auf einen Termin voraus: also lernen, sich informieren, organisieren, Entscheidungen mit anderen abstimmen usw. Hier werden die besten Konstellationen für das jeweilige Ereignis genannt, bedenken Sie aber, daß auch andere Personen beteiligt sind und daß optimale Vorbereitung und glückliche Stimmung auch bei geringer Energie ein gutes Gelingen bewirken können.

Prüfungen

Für das gute Gelingen von Wissensprüfungen, Präsentationen und Bewerbungsgesprächen optimal:
• körperliches Hoch • geistiges Hoch • seelisches Tief.
Die beiden Hochs bewirken Selbstvertrauen, Wohlbefinden und geistige Wachheit. Das seelische Tief bewahrt vor Flüchtigkeitsfehlern und sorgt für »Bodenhaftung«.

Für das gute Gelingen von praktischen Prüfungen und praktischen Präsentationen optimal:
• körperliches Hoch • seelisches Hoch • geistiges Tief.
Die beiden Hochs bewirken Wohlbefinden, Selbstvertrauen und spontanes intuitiv richtiges Handeln. Das geistige Tief bewahrt vor Grübelei, sorgt für Langsamkeit und Sorgfalt.

Entscheidungen

Optimal für das Treffen wichtiger und weittragender Entscheidungen:
• körperliches Hoch • seelisches Hoch • geistiges Hoch.
Durch die drei Hochs wirken Selbstvertrauen, Wohlbefinden, Zuversicht und Mut, geistige Präsenz und scharfes, brillantes Denken zusammen. Unter diesem Aspekt getroffene Entscheidungen können auch mit der nötigen Überzeugungskraft vorgetragen werden.

Gut für Entscheidungen sind ebenfalls:
• körperliches Hoch • seelisches Tief • geistiges Hoch.
Optimismus und Mut könnten fehlen, aber dadurch wird die Entscheidung kein Risiko mit sich bringen.

Körperliches Tief • seelisches Hoch • geistiges Hoch:
Müdigkeit oder mangelnde Spannkraft könnten sich auf Entscheidungen, die nach langen Konferenzen oder Absprachen gefällt wurden, nachteilig auswirken.

Für fröhliche Feste

Hochzeiten, Feste mit Freunden und andere gesellige Veranstaltungen werden Sie am besten genießen mit folgenden Konstellationen:
• körperliches Hoch • seelisches Hoch • geistiges Hoch.
Wohlbefinden, Selbstvertrauen, Heiterkeit und Zuversicht,

gepaart mit geistiger Brillanz – so werden Sie sich auf jeder Party amüsieren und andere durch Ihre Stimmung und Ausstrahlung mitreißen. Auch Theater, Vorträge, Konzerte und andere künstlerische Veranstaltungen werden Sie mit dem dreifachen Hoch besonders intensiv erleben.

Gut für festliche Ereignisse ist die Kombination :
• körperliches Hoch • seelisches Hoch • geistiges Tief.
Eine Konstellation, die sich besonders gut auf gesellige Feste auswirkt. Allzu anspruchsvolle Veranstaltungen werden durch das geistige Tief wahrscheinlich als nicht so angenehm empfunden.

• körperliches Hoch • seelisches Tief • geistiges Hoch:
geeignete Konstellation für interessante Vorträge. Die Gefühle sind jedoch eher gedämpft, so daß keine wirklich gute Stimmung aufkommen kann.

Künstlerisches Schaffen, Kreativität

Schriftsteller, Schauspieler, Musiker und Maler sind in ihrem Ausdruck und Schaffen vorrangig von ihrem seelischen Zyklus gesteuert. Das gilt aber auch für Entdeckungen oder Erfindungen, die plötzlich in einem intuitiven Zustand der Wissenschaftler gemacht werden. Einflüsse des körperlichen oder geistigen Zyklus bewirken keine Störung, eventuell eine geringe Steigerung. Aber sicher ist letzteres nicht. Am besten ist also ein seelisches Hoch, egal mit welcher Kombination.

Wissenschaftliche Arbeit in den Geisteswissenschaften und der Mathematik wird begünstigt durch:

• geistiges Hoch mit jeder möglichen Kombination.

Chirurgen führen die besten Operationen aus mit folgender Konstellation:

• körperliches Hoch • seelisches Hoch • geistiges Hoch.

Hier vereinbaren sich Ausdauer, brillante Feinmotorik und körperliche Belastbarkeit mit Präzision und intuitiven, richtigen Entscheidungen.

Sehr gut für das Ausführen von Operationen ist auch die Kombination von:

• körperliches Hoch • seelisches Tief • geistiges Hoch.

Hier vereinbaren sich Ausdauer, brillante Feinmotorik, körperliche Belastbarkeit mit Präzision und gründlichem, bedachtem Vorgehen.

• Sehr wichtig für den Ausgang einer Operation ist immer der Biorhythmus des Patienten!

Biorhythmus und körperliche Leistung

Ausgerechnet im Bereich des Leistungssports wurde dem Biorhythmus in der Vergangenheit das größte Interesse entgegengebracht. Und das liegt daran, daß sich mit beträchtlicher Wahrscheinlichkeit Unfälle beim Sport vermeiden lassen, wenn der Biorhythmus dabei berücksichtigt wird. Dasselbe Prinzip gilt im Grunde für das Verhalten im Straßenverkehr, für Arbeitsunfälle oder Unfälle im Haushalt.

Für einen Sportler kann ein Sturz oder eine Verletzung das Ende seiner Karriere oder zumindest der Saison bedeuten, und daher kommt wahrscheinlich das lebhafte Interesse daran, jene zu verhindern. Auch der Verlauf von sportlichen Wettkämpfen läßt sich durch den Biorhythmus beeinflussen, obgleich ein durchtrainierter, erfahrener Sportler auch mit nachteiligem Biorhythmus noch sehr viel erreichen kann. Je unerfahrener ein Mensch bei der körperlichen Betätigung ist, die er ausübt, um so abhängiger ist er auch von einer geeigneten, biorhythmischen Konstellation.

Für das Gelingen körperlicher Arbeiten gelten die gleichen Bedingungen wie für den Leistungssport. Wichtig ist selbstverständlich ein Hoch im körperlichen Zyklus, aber damit allein wird nicht viel zu erreichen sein. Sport, vor allem im Wettkampf, erfordert einiges an geistiger Präsenz, und für die meisten überwiegend körperlichen Arbeiten gilt dasselbe.

Optimale Verfassung für Sport und körperliche Leistung:
• körperliches Hoch • seelisches Tief • geistiges Hoch.
Wohlbefinden und Selbstvertrauen in Verbindung mit geistiger Wachheit und Beweglichkeit sind die ideale Kombination für das Gelingen von Wettkämpfen, sportlichen Erfolg allgemein oder berufliche Arbeit, die großen körperlichen Einsatz erfordert. Das Tief im Seelischen sorgt für die notwendige Bodenhaftung und verhindert allzu leichtsinniges oder waghalsiges Verhalten.

Ebenfalls gut:
• körperliches Hoch • seelisches Hoch • geistiges Tief.
Auch hier wirkt vor allem das körperliche Hoch, das seelische Hoch wird für intuitiv richtiges Verhalten sorgen und die nötige Durchhaltekraft bieten. Das geistige Tief wird dadurch ausgeglichen.

Wenn sich der körperliche Zyklus in einem Tief befindet, hat es der Sportler oder Arbeitende sehr schwer. Immerhin ist ein guter Erfolg mit folgender Kombination noch möglich, wenn der betreffende Mensch eine optimale Kondition hat und gut trainiert ist:
• körperliches Tief • seelisches Hoch • geistiges Hoch.
Intuitiv richtiges Verhalten, Optimismus und geistige Präsenz können die körperliche Mattigkeit ausgleichen. Wenn der Gegner vielleicht noch schlechtere Rhythmen aufweist oder schwächer ist, kann in dieser Form auch ein Wettkampf gewonnen werden. Wenn der Ablauf der körperlichen Arbeit vertraut ist, kann sie auch mit dieser Konstellation sehr gut ausgeführt werden.

Biorhythmus und Vermeidung von Sportunfällen

Unfallgefährdung besteht insbesondere, wenn einer der drei Zyklen »wechselnd« ist, denn dann können die beiden anderen Zyklen die Spannung nicht ausgleichen. Also ist die Kombination der anderen Zyklen nicht von Bedeutung.

- Die größte Gefährdung besteht bei wechselnder körperlicher Kurve.
- Große Gefährdung besteht bei wechselnder geistiger Kurve.
- Gefährdung besteht bei wechselnder seelischer Kurve.

Große Unfallgefährdung besteht auch bei:
• körperlichem Tief • seelischem Tief • geistigem Tief.
Hier sollte jede Anstrengung unterbleiben!

Paradoxerweise ist auch die dreifache Hochphase (körperliches Hoch, seelisches Hoch, geistiges Hoch) ein Tag, an dem viele Unfälle geschehen. Hier ist es der ungewohnte Höhenflug, der zu Selbstüberschätzung, Waghalsigkeit und Überanstrengung führen kann.

Wenn alle Spieler einer Mannschaft einen Biorhythmus mit zweifachem Hoch aufweisen, ist das beste Zusammenspiel gewährleistet.

Biorhythmus und Krankheitsverlauf

Für einen gesunden Menschen ist das Auf- und Absteigen der biorhythmischen Energien eine angenehme Empfindung. Der Zeit vermehrter Aktivität und extrovertierter Tätigkeit bzw. geistiger Wachheit folgt eine Spanne der Erholung, der Ruhe und des Ausgleichs. Auch die zahllosen Konstellationen, bei denen sich die Zyklen kreuzen, sind lediglich Variationen des Lebensgefühls.

Das wird jedoch negativ wahrgenommen, wenn ein Mensch überarbeitet, geschwächt oder krank ist. Als besonders kritisch gelten dabei die Tage wechselnder Energie (wenn die Kurve die Mittellinie kreuzt) und die Tage des absoluten Tiefs. Wenn Sie also feststellen, daß diese periodischen Tage für Sie zu »kritischen« Tagen werden, wird es Zeit, etwas zur Stärkung Ihrer Gesundheit zu tun. Dabei geht es in erster Linie um den körperlichen Zyklus, aber auch der seelische Zyklus spielt eine wichtige Rolle. Ein wechselnder Tag oder ein Tief des geistigen Zyklus wirkt – im negativen Sinn – verstärkend.

Liegt bereits eine Krankheit vor, so wird an diesen kritischen Tagen ein Ansteigen der Körpertemperatur zu bemerken sein, die Schmerzempfindlichkeit nimmt zu, es kommt zu Koliken, Krämpfen, Kreislaufstörungen, im Extremfall zu Blutungen, und die Nebenwirkungen der eingenommenen Medikamente machen sich unangenehm bemerkbar. Sobald ein Kranker nicht mehr mit verstärkten Symptomen auf die periodischen Tage reagiert, ist er endgültig auf dem Weg der Besserung. Unbedingt beachtet werden sollte die von Dr. Wilhelm Fließ in diesem Zusammenhang beobachtete trügerische »Heilung« vor den kritischen Tagen. Der Kranke kann sich mehrere Stunden, vielleicht sogar ein oder zwei Tage lang unverhältnismäßig besser fühlen. Läßt dann die Aufmerksamkeit der Pfleger, Ärzte oder Heilpraktiker nach, dann trifft die einsetzende Verschlimmerung an den periodischen Tagen den Kranken ohne Unterstützung, was schlimme Folgen haben kann. Fließ nannte diesen Zustand der trügerischen Verbesserung die Euphorie, und sie unterscheidet sich von der wirklichen Heilung dadurch, daß in der Rekonvaleszenz die periodischen Tage nicht mehr zu einer Verschärfung der Symptome bzw. zum Temperaturanstieg führen.

Schweißausbruch mit Fieberabfall, heilsamer Schlaf, Harnflut, Abgang von Steinen (Niere oder Galle) oder nekrotischem Gewebe, sich von selbst öffnende Abszesse, alles Vorfälle der spontan einsetzenden Heilung, ereignen sich ebenfalls meist an einem periodischen Tag, und zwar an einem der Hochtage des körperlichen Zyklus.

Der Ausbruch der Krankheit wird ebenfalls an einem kritischen Tag wahrzunehmen sein, an einem Tief oder dem Tag des Wechsels. Auch Infektionen treten immer an einem kritischen Tag auf – das erklärt, warum selbst bei gleicher Ansteckungswahrscheinlichkeit durchaus nicht alle anwesenden Menschen an einer Infektion erkranken.

Grundsätzlich wirken Medikamente in der zweiten Hälfte des körperlichen Zyklus gut, also in der absteigenden Kurve. Das ist physiologisch die Zeit des Kräftesammelns, und von daher ist sie für die Aufnahme der Wirkstoffe besonders geeignet. Auch schmerzlindernde Medikamente oder Narkotika wirken hier intensiver. Da in dieser Periodenhälfte Schmerzen auch stärker empfunden werden, ist es gut, zu wissen, daß die geringste Dosierung des schmerzlindernden Medikamentes hier schon weiterhilft.

Während der ersten Hälfte des Zyklus, also der ansteigenden Kurve, wirken physikalische Heilbehandlungen besonders gut, auch der Erfolg von Diäten ist jetzt begünstigt. Das liegt daran, daß es eine Phase ist, in der Kraft durch Aktivität nach außen abgegeben wird und sich die genannten Maßnahmen dadurch im Einklang befinden.

Biorhythmus und Operationen

Auch Operationen sollten in der ersten Hälfte, also während der ansteigenden Kurve des körperlichen Zyklus, vorgenommen werden, auch wenn ein kleiner Nachteil darin liegt, daß die Wirkung der Narkotika nicht so schnell eintritt. Es wäre gut, wenn sich die seelische Periode zusätzlich in einem Hoch befände und auch der geistige Zyklus keinen kritischen Punkt erreicht hätte. Bei einer Operation sollte sich möglichst kein Zyklus in einem kritischen Zustand befinden!

Bei geplanten Eingriffen ist eine biorhythmische Planung für den Verlauf des Eingriffes besonders wichtig, und wenn es nicht gerade um Leben oder Tod geht, ist es hilfreich, den tiefsten Punkt des seelischen Zyklus bzw. des Wechseltages abzuwarten.

So entstehen weniger Nachblutungen, Ödeme und Komplikationen aller Art, außerdem verläuft die Heilung besser. Unmittelbar nach der Hochphase beginnt ja die absteigende Kurve, in der Medikamente besonders gut aufgenommen und Schwellungen leichter abgebaut werden.

Dasselbe gilt auch für Zahnbehandlungen. Zahnschmerzen werden übrigens an einem kritischen Tag des seelischen Zyklus besonders intensiv empfunden!

Zwischen 1945 und Mitte der siebziger Jahre wurde von dem Schweizer Arzt Dr. Wehrlich in einer Klinik in Locarno der Verlauf von Routineoperationen unter Berücksichtigung des Biorhythmus des Patienten erforscht, und das Ergebnis waren 10000 Operationen ohne Komplikationen. Dies ist ein vielversprechendes Ergebnis, immerhin galt es noch um 1980 als normal, daß jede fünfte Operation mit Komplikationen verlief. Sicher hat die Technik der minimalinvasiven Eingriffe einen ganz großen Fortschritt gebracht, dennoch wäre es wünschenswert, wenn auch der Biorhythmus zur Verbesserung des postoperativen Zustands berücksichtigt würde. Nutzen Sie also die Erkenntnisse der biorhythmisch arbeitenden Ärzte für sich, und achten Sie selbst auf Ihre biorhythmische Konstellation, wenn Sie sich einer umfangreichen Zahnbehandlung oder einer anderen Operation unterziehen müssen.

Biorhythmus, Schlaganfall und Herzinfarkt

Bei Schlaganfall und Herzinfarkt handelt es sich um keine plötzlichen Erkrankungen, sondern um den Krisenpunkt eines langen, oft schleichenden Krankheitsverlaufs. Jüngere Menschen wissen oft nichts von ihrer Gefährdung, ältere sind durch verschiedene Symptome bereits auf ihren Zustand aufmerksam geworden. Bei folgenden biorhythmischen Kombinationen kann es zu den obengenannten Krisen kommen. Wenn Sie also von einer entsprechenden

Erkrankung wissen, seien Sie besonders wachsam an den folgenden Konstellationen:

Herzinfarkt:

• körperliche Kurve wechselnd • seelisches Hoch • geistiges Hoch

• körperliche Kurve wechselnd• seelisches Tief • geistiges Tief

Schlaganfall:

• körperliche Kurve wechselnd • seelische Kurve wechselnd • geistiges Hoch

• körperliche Kurve wechselnd • seelisches Tief • geistiges Tief

Achten Sie besonders auf ein ungewöhnliches und vom Krankheitsbild her nicht erklärbares Wohlsein vor diesen Tagen. Gerade die Redewendung: »Eines schönen Tages traf ihn der Schlag« zitierte Fließ gerne, um den Zustand der Euphorie vor der gefährlichen Krise zu beschreiben. Dr. Fließ meinte, diese Redewendung sei der Beweis dafür, daß der Volksmund diesen Umstand schon lange vor ihm erkannt habe.

Biorhythmus und Unfallvermeidung

An kritischen Tagen ist es ratsam, ungewohnte Anstrengungen und Bewegungen zu meiden und sich im Straßenverkehr besonders vorsichtig zu verhalten:

• Größte Gefährdung besteht bei wechselnder körperlicher Kurve.

• Große Gefährdung besteht bei wechselnder geistiger Kurve.
• Gefährdung besteht bei wechselnder seelischer Kurve. Der Einfluß der wechselnden Periode überwiegt also als Gefährdung die anderen Kurven.

Große Unfallgefährdung besteht auch bei:
• körperlichem Tief • seelischem Tief • geistigem Tief. Hier sollte wirklich jede Anstrengung vermieden werden!
• Körperliches Hoch • seelisches Hoch • geistiges Hoch ist ebenfalls ein unfallträchtiger Tag, wenn die eigenen Kräfte und Möglichkeiten überschätzt werden. Besondere Gefährdung besteht im Straßenverkehr durch rasantes Fahren.

Biorhythmus und Tod

Hier können nur Beobachtungen geschildert werden, denn der Tod ist ein individuelles, schicksalhaftes Ereignis, das von vielen Gesetzmäßigkeiten abhängig ist. Wenn Sie aber einen Kranken betreuen, der schon lange hinfällig ist, oder einen alten Menschen pflegen, werden Sie feststellen können, daß er an einem Tag mit einer der nachfolgend genannten Konstellationen »sanft entschläft«. Interessanterweise lösen dieselben Kombinationen von Energiekurven Geburten aus. Tod und Leben liegen eben nahe beieinander und sind, spirituell gesehen, eigentlich in beiden Fällen nur ein Übergang in eine andere Daseinsform. Auch der Biorhythmus, als eine Form der natürlichen Ordnung, kann dafür einen Beweis liefern.

Achten Sie also an diesen Tagen besonders auf das Befinden Ihrer kranken Schutzbefohlenen:

• körperliche Kurve wechselnd • seelische Kurve wechselnd • geistiges Hoch.

Hier werden die beiden kritischen Aspekte von einer geistigen Hochphase gekreuzt. Letztere kann den freien Entschluß eines Menschen begünstigen, den Übergang in eine andere Seinsebene zu wählen.

• Körperliche Kurve wechselnd • seelische Kurve wechselnd • geistiges Tief

Zwei kritische Tage und zyklischer Tiefpunkt können zum Erlöschen der Kraft führen.

• Körperliches Tief • seelisches Tief • geistiges Tief

Der absolute Energiemangel kann zum Erlöschen der Lebenskraft führen.

• Körperliches Hoch • seelische Kurve wechselnd • geistige Kurve wechselnd

Das körperliche Hoch führt in Verbindung mit zwei kritischen Aspekten zum letzten Aufflackern der Lebenskraft.

Biorhythmus und Geburt

Es gibt mehrere Faktoren, die berücksichtigt werden müssen, wenn man vom biorhythmischen Gesichtspunkt aus die Berechnung eines möglichen Geburtstermins vornimmt. Eindeutig kann das Ergebnis nur für natürliche Geburten sein. Durch Medikamente oder Operationen wird der Zeitpunkt der Geburt künstlich beeinflußt, und er vollzieht sich dann nicht mehr im Einklang mit dem Biorhythmus. Das hat eine ungünstige Wirkung auf Mutter und Kind, so daß ein Eingriff in den natürlichen Ablauf wirklich nur bei Gefahr für Leib und Leben vorgenommen werden sollte. Zum Glück wird dem natürlichen Verlauf der Geburten heute in den meisten Krankenhäusern wieder der Vorzug gegeben.

Wilhelm Fließ beobachtete, daß eine Geburt meistens an einem »periodischen«, das heißt an einem körperlich oder seelisch wechselnden, Tag der Mutter stattfindet. Ist eine Frau älter als vierunddreißig Jahre, kann auch ein geistig wechselnder Tag den Geburtstermin bestimmen.

Daher sollten von einer Hochschwangeren folgende biorhythmische Konstellationen besonders beachtet werden:

• Körperliches Hoch • seelische Kurve wechselnd • geistiges Tief

• Körperliches Hoch • seelische Kurve wechselnd • geistige Kurve wechselnd

• Körperliches Tief • seelisches Hoch • geistige Kurve wechselnd

• Körperliche Kurve wechselnd • seelische Kurve wechselnd • geistiges Hoch

• Körperliche Kurve wechselnd • seelische Kurve wechselnd • geistiges Tief

Befindet sich ein solcher Tag in der Nähe des errechneten Geburtstermins, werden wahrscheinlich die Wehen ausgelöst.

• Körperliches Hoch • seelisches Hoch • geistiges Hoch
Fällt ein Tag mit dieser Kombination in die letzten beiden Schwangerschaftsmonate, sorgt diese biorhythmische Konstellation der Erfahrung nach für eine schnelle und unkomplizierte Geburt.

• Körperliches Tief • seelisches Tief • geistiges Tief
• Körperliche Kurve wechselnd • seelische Kurve wechselnd • geistige Kurve wechselnd
An einem dreifachen Tief oder einem dreifach wechselnden Tag sollte die werdende Mutter sich besonders schonen, da die Gefahr einer Früh- oder Fehlgeburt besteht.

Weitere biorhythmische Faktoren, die den Geburtstermin eines Kindes beeinflussen, sind nach Fließ die familiären Biorhythmen. Es lohnt sich daher, zu überprüfen, ob sich in der Nähe des errechneten Geburtstermins Geburtstage einer Familie häufen. Da es heute schon selten ist, daß eine Familie mehr als zwei Kinder hat, sind auch die Daten von Geschwistern der Eltern und deren Kindern aufschlußreich. Fallen mehrere Geburten einer Familie auf oder um ein bestimmtes Datum und handelt es sich auch noch um einen periodischen Tag der Mutter, so wird dies mit ziemlicher Sicherheit der Tag sein, an dem die Wehen einsetzen.

Kinder und Biorhythmus

Am Tag der Geburt beginnt der körperliche Zyklus, genau wie der seelische, mit einem Mittelwert, er steigt dann 11 ½ Tage an und fällt 11 ½ Tage ab. Daher sollte die körperliche Entwicklung des Neugeborenen vom zehnten Lebenstag an besonders sorgfältig überwacht werden, bis die Kurve 23 Tage nach der Geburt wieder ansteigt. Bis zum dritten Lebensmonat ist es ratsam, während der periodischen Tage des körperlichen Zyklus den Säugling zu beobachten und vor schädlichen Einflüssen zu schützen. Besonders Impfungen müssen an diesen Tagen vermieden werden, da die Abwehrkräfte des Babys geschwächt sind. Männliche Säuglinge sind gefährdeter, wogegen alle voll gestillten Kinder einen größeren Schutz aufweisen.

Kinder werden in ihrem Verhalten vor allem vom seelischen 28-Tage-Zyklus geprägt.

Während der Hochphasen des seelischen Zyklus lernen die Kinder besonders leicht, und je kleiner sie sind, um so deutlicher wird der Entwicklungsschritt sein, den sie hier vollziehen. Später ließe sich diese Zeit gut dazu nutzen, ihnen schwierigere Lerninhalte beizubringen. Erleben die Kinder in dieser Zeit keine Anregung, dann langweilen sie sich und verhalten sich insgesamt unruhig und unzufrieden.

Während der Tiefphasen spielen Kinder besonders intensiv und üben sich dadurch in bereits erworbenen Fähigkeiten. Hat das Baby zum Beispiel in der Hochphase seine Füße entdeckt, wird es während der Tiefphase immer wieder versuchen, nach ihnen zu greifen und mit ihnen zu spielen. Mit älteren Kindern können in dieser Zeit rhythmische Lernaufgaben gelöst werden, wie Vokabeln üben oder das Einmaleins erlernen, und es ist besonders fruchtbar, Lerninhalte zu wiederholen, sie werden danach nachhaltig im Gedächtnis der Kinder haftenbleiben.

An periodischen Tagen verhalten sich die Kinder entweder besonders gereizt und unruhig – dies gilt vor allem dann, wenn kleinere Infekte oder Kinderkrankheiten sich ankündigen –, oder das Kleinkind zahnt. Gesunde Kinder werden ein erhöhtes Schlafbedürfnis aufweisen und die wechselnden Tage einfach für erholsamen Schlaf nutzen.

Dies gilt bis zur einsetzenden Geschlechtsreife. Bis dahin hat auch der Biorhythmus der Mutter und, wenn der Vater mehr Zeit mit den Kindern verbringt als in den Industrienationen üblich, auch der des Vaters einen großen Einfluß auf das Kind.

Läßt sich der Biorhythmus einer glücklichen Partnerschaft bestimmen?

Eine lange dauernde, glückliche Liebesbeziehung ist nichts, was sich mit einem einfachen Rezept erklären ließe. Seriöse Forscher des Biorhythmus haben daher auch nie behauptet, daß sich der Verlauf einer Partnerschaft durch den Vergleich biorhythmischer Kurven voraussagen ließe. Wenn auch immer wieder der Versuch gemacht wurde, einen gemeinsamen Biorhythmus für Paare zu errechnen, hat sich keine Formel als wirklich aussagekräftig erwiesen. Dennoch übt gerade dieser Bereich eine verständliche Faszination aus. Wie also kann die Errechnung des persönlichen Biorhythmus tatsächlich bei der Gestaltung des gemeinsamen Lebens eines Liebespaares helfen?

Ein Vergleich der biorhythmischen Kurven kann aufzeigen, ob die auf- und absteigenden Linien ähnlich oder aber vollkommen entgegengesetzt verlaufen. Die Kurven behalten ja vom Tag der Geburt an ihren Rhythmus, und es kann durchaus sein, daß zwei Menschen so gut wie nie ein gemeinsames körperliches oder seelisches Hoch haben. Diese beiden Primärrhythmen haben einen wesentlichen Einfluß auf unsere sexuelle Aktivität. Wahrscheinlich ist der 28-Tage-Zyklus hier bestimmender, aber weder Anziehungskraft noch zärtliche Gefühle können langfristig die verminderte körperliche Energie ausgleichen. Die erfüllendsten sexuellen Erlebnisse erfordern also ein zweifaches Hoch oder eine ansteigende Kurve im körperlichen und im seelischen Zyklus, mit einem Tief oder einer absteigenden Kurve der geistigen Periode, damit allzu störendes Grübeln oder Hinterfragen des Geschehens ausgeschaltet wird. Zwei Menschen, die im körperlichen und seelischen Zyklus nicht übereinstimmen, werden es nach der ersten Phase der Verliebtheit vermutlich schwer haben, aufeinander einzugehen.

Eine große Übereinstimmung in den Primärrhythmen schafft also eine wunderbare Voraussetzung für eine langlebige, erfüllte Partnerschaft.

Besteht eine Übereinstimmung ausschließlich im körperlichen Zyklus, so handelt es sich deshalb meist um ein Strohfeuer – der Leidenschaft folgen bald Langeweile und Leere. Eine Ehe, die nur auf einer solchen Übereinstimmung aufgebaut ist, braucht recht viel »Beziehungsarbeit« damit gemeinsame Interessen und Aktivitäten entwickelt werden.

Andererseits können Liebesbeziehungen mit einer Übereinstimmung ausschließlich im seelischen Zyklus sogar sehr lange Bestand haben – auch wenn es insgesamt ein eher ruhiges Gewässer ist, in dem sich die beiden Menschen gemeinsam bewegen. Die sexuelle Anziehung geht bald verloren, und geistige Themen müssen erst entwickelt werden.

Ehen, die auf einer großen Übereinstimmung im geistigen Zyklus beruhen, bestehen eher aufgrund gemeinsamer Ziele, Ideale oder Geschäftsinteressen. In solchen Beziehungen verkraften es die Partner auch am leichtesten, wenn einer eine außereheliche Affäre hat. Solange die gemeinsamen Interessen erhalten bleiben, werden »Seitensprünge« die Ehe nicht zerstören.

Damit ist auch umrissen, wie sich der Biorhythmus auf Teamarbeit auswirkt.

Für künstlerisch arbeitende Teams ist der 28-Tage-Rhythmus entscheidend, je größer die Übereinstimmung, um so besser das Ergebnis der Arbeit. Eine ebenfalls harmonisch aufeinander abgestimmte Geistkurve wirkt sich zusätzlich positiv aus.

Jede Art von intellektueller Arbeit funktioniert im Team besser mit einer gut zusammenpassenden Geistkurve.

Allgemein gilt, daß ein berufliches Team um so länger und erfolgreicher zusammenarbeiten kann, je besser die drei Biorhythmen der Mitarbeiter zusammenpassen.

Bei sportlichen Teams ist allerdings auch noch ein anderer Gesichtspunkt zu berücksichtigen. Zwar gilt hier das gleiche wie bei der Teamarbeit – die größtmögliche Übereinstimmung der Zyklen ist nötig, um den Erfolg zu sichern. Wenn aber durch eine Übereinstimmung der körperlichen Kurve sich eine gesamte Mannschaft im körperlichen Tief befindet und ein Pokalspiel ansteht, ist diese Zusammensetzung doch nachteilig, denn mit dieser Konstellation läßt sich kein Wettkampf gewinnen. Hier müssen also Spieler mit unterschiedlichen Stadien der biorhythmischen Kurven ausgewählt werden, damit die Mannschaft immer leistungsfähig bleibt, aber auf die Stimmung den und Zusammenhalt des Sportteams kann sich dies nachteilig auswirken.

Mit dem Biorhythmus leben

Das Wissen über den Biorhythmus kann Ihr Leben verändern. Bei wichtigen Ereignissen, wie Bewerbungsgesprächen, Prüfungen oder richtungweisenden, beruflichen Entscheidungen trägt ein günstiger Biorhythmus immer zum Erfolg bei. Sowie Sie also die Möglichkeit haben, selbst bei der Termingestaltung mitzuwirken, können Sie durch die Errechnung eines günstigen Tages viel zum Bestehen dieser Herausforderungen beitragen. Dasselbe gilt für geplante Operationen, kleine chirurgische Eingriffe, wie etwa Zahnbehandlungen, die ja weitreichende Folgen haben können.

Die Kenntnis des Biorhythmus in sein Leben einzubeziehen bedeutet aber nicht nur, auf seine aktiven Phasen zu achten, ganz im Gegenteil. Wenn die absteigenden Kurven der Primärrhythmen zur Erholung genutzt werden und an den wechselnden Tagen ein wenig Zurückhaltung geübt wird, werden Sie insgesamt gesünder, erholter und damit wesentlich leistungsfähiger sein. Denn Ruhepausen können vom Organismus nur richtig genutzt werden, wenn der körperliche Rhythmus sich im Koordinatensystem in der absteigenden Linie befindet. Planen Sie also Ihre Erholung gezielt zu diesen Zeiten, und Sie werden sich wundern, wie intensiv der Körper seine Reserven wieder auffüllt.

Auch außergewöhnliche Arbeiten können mit Hilfe des Biorhythmus besser geplant und leichter durchgeführt werden. Das gilt für das Umgraben des Gartens genauso wie für die anstehende Diplomarbeit. In den beiden genannten Fällen wäre eine ansteigende seelische Kurve günstig, mit der die nötige Arbeitsfreude entwickelt werden kann. Für die Gartenarbeit wäre zusätzlich eine körperlich ansteigende Kurve wichtig, für die Diplomarbeit eine geistige Kurve in der Plusphase. Zur ungünstigen Zeit ausgeführt, würden dieselben Arbeiten schwer von der Hand gehen und nur schleppend zu Ende gebracht werden können – auch wenn es selbstverständlich möglich ist, sie dann auszuführen. Generell gilt, daß Sie eine Arbeit unabhängig von der biorhythmischen Konstellation gut ausführen können, wenn Sie sie wirklich gut beherrschen. Das Gelingen seltener oder einmaliger Tätigkeiten wird in viel stärkerem Maße vom Biorhythmus geprägt. Zu beachten ist dabei, daß ein Tief, ein Hoch oder auch ein wechselnder Tag ungefähr drei Tage lang nachwirken.

Es lohnt sich auch, rückblickend für besondere Ereignisse Ihres Lebens den Biorhythmus zu errechnen. Auf diese Weise werden Sie sehr viel darüber erfahren, wie sich die verschiedenen Zusammenstellungen der Rhythmen auf Sie persönlich auswirken, und Sie können Ihre Lebensführung darauf einstellen. Wenn Sie also feststellen, daß kleinere Sportunfälle sich immer dann ereignen, wenn zwei Rhythmen wechseln (vermutlich die körperliche und die seelische Kurve), so meiden Sie an diesen Tagen übertriebene Anstrengungen und damit auch Zerrungen und Prellungen. Nur wenn Sie wirklich regelmäßig trainieren, ist es möglich, auch solche Klippen des Biorhythmus ohne Verminderung der sportlichen Leistung zu umgehen, aber Wettkämpfe an periodischen Tagen werden für Sie immer eher ungünstig verlaufen.

In einer Kultur, die weder auf Jahreszeiten noch auf andere Rhythmen achtet, mag es vielleicht schwer realisierbar erscheinen, seine Aktivität in Einklang mit solchen Faktoren zu bringen. Unmöglich ist es aber nicht. Tiefs oder wechselnde Tage bedeuten ja nicht, daß Sie drei Tage lang das Bett hüten sollen, sondern nur, daß Sie diese Zeiten zur Regeneration und zur Ausführung eher geläufiger Routinearbeiten verwenden. Hochphasen werden am besten für neue Tätigkeiten und andere berufliche Herausforderungen genutzt. In diesen Zeiten ist es auch gut möglich, länger und effektiver zu arbeiten, so daß Sie ohne Mühe selbst ein großes Pensum erledigen können. Langfristig würde das konsequente Arbeiten im Einklang mit dem Biorhythmus wahrscheinlich zu einer beachtlichen Leistungssteigerung führen, selbst wenn an einigen Tagen wenig oder gar nicht gearbeitet würde.

Auch im sozialen Umfeld läßt sich viel Einklang herstellen, wenn wir uns über die Biorhythmen der Menschen informieren, mit denen wir eng zusammenleben oder arbeiten. Eine Familie, in der fast alle Familienmitglieder eine ähnliche Konstellation aufweisen, wird sicherlich harmonisch zusammenleben. An wechselnden Tagen allerdings wird jedes Familienmitglied sich in einem mehr oder weniger spannungsreichen Zustand befinden, und das kann durchaus zu Zank und Ärger führen. Allerdings nur dann, wenn niemand vom Biorhythmus weiß! Ansonsten ist es sehr gut möglich, es an solchen Tagen nicht zu Auseinandersetzungen kommen zu lassen, es insgesamt etwas ruhiger anzugehen und den rhythmischen Tätigkeiten den Vorzug zu geben. Auf diese Weise wird die gesamte Familie gestärkt aus einem Tief hervorgehen und auch periodische Tage ohne Probleme durchleben. Vergessen Sie nicht, daß es immer ein Alarmzeichen ist, wenn die periodischen Tage zu »kritischen« werden, also Sie oder ein Ihnen nahestehender Mensch sich zu dieser Zeit wirklich elend oder besonders unwohl fühlen sollte. Aus physiologischer Sicht müßte dies nämlich nicht sein, sondern es ist stets ein Anzeichen für ein Ungleichgewicht im Körper.

Bestehen gänzlich verschiedene Primärrhythmen, dann lassen sich Spannungen am besten dadurch vermeiden, daß jeder sich entsprechend seinem Primärrhythmus verhält, was bedeutet, daß ein Mensch, der sich im körperlichen Hoch befindet, nicht mit demjenigen im Tief gemeinsam zu Hause bleiben sollte. Da sich auf diese Weise auch die nötigen Arbeiten gut verteilen lassen, kann eine solche Differenz – wenn darum gewußt wird – ebenfalls zum Gelingen des familiären Zusammenlebens genutzt werden. Probleme entstehen nur dort, wo der eine versucht, den anderen wider dessen Natur – also dessen Biorhythmus – zur Aktivität oder zur Ruhe zu zwingen. Was für die private Gemeinschaft gilt, läßt sich ebenso auf den Beruf anwenden. Wenn also grundsätzlich gilt, daß das Verständnis – und damit die Zusammenarbeit – in einem beruflichen Team um so größer ist, je besser die Biorhythmen der Mitarbeiter übereinstimmen, so ist es auch sehr gut möglich, große Unterscheide in den Primärrhythmen als Ergänzung der gemeinsamen Arbeitsleistung zu verwenden. Dies setzt natürlich voraus, daß sich zumindest eine Person des Teams mit dem Biorhythmus und seinen Auswirkungen auf die persönliche Leistung des einzelnen vertraut gemacht hat und die Arbeitspläne entsprechend aufstellt. Was zunächst umständlich oder gar unrealisierbar erscheint, ist bereits in Schweizer Betrieben zur Vermeidung von Arbeitsunfällen erprobt worden.

Was ist nun mit den schöneren Seiten des Lebens, also mit dem Freizeitvergnügen? Wie in den vorangegangenen Kapiteln geschildert, ist die sportliche Aktivität zwar stark beeinflußt von dem körperlichen Primärrhythmus, aber soweit es sich weniger um Wettkämpfe als um Spiel und Spaß zur Erholung handelt, wird der seelische 28-Tage-Zyklus noch größeren Einfluß darauf haben. Das gilt auch für Feste in Gemeinschaft anderer Menschen, Kunstgenuß oder aktive künstlerische Betätigung. Wenn Vorträge, Fachbücher oder weiterbildendes Studium zu den Freizeitbeschäftigungen einer Person gehören, dann wird der geistige Zyklus diese Tätigkeit stärker beeinflussen. Dabei dient der absteigende Zyklus der Vertiefung und Anwendung der bereits bestehenden Fähigkeiten, neue Aspekte oder Herausforderungen werden lieber in der aufsteigenden Kurve in Angriff genommen. Lediglich an wechselnden Tagen könnte es vorkommen, daß sich eine allgemein lustlose oder unzufriedene Stimmung breitmacht – aber dies muß nicht notwendigerweise der Fall sein. Wechselnde Tage werden im positiven Sinn stets einer Neuorientierung dienen, aber das hängt, wie bereits geschildert, vom Allgemeinzustand ab. Depressive Verstimmung oder gar Unwohlsein, extreme geistige Abgeschlagenheit an periodischen Tagen bedeuten stets, daß ein Mensch sich in einem der Rhythmen im Ungleichgewicht befindet. Das kommt häufig vor! Ein gesunder Mensch empfindet wechselnde Tage aber nur wie einen kleinen Stillstand, gewissermaßen als Ankündigung der sich verändernden Energie. Damit wären die periodischen Tage im Idealfall lediglich eine Hilfe zur Anpassung an die auf- und absteigenden Kraftlinien des Biorhythmus.

Beispiele aus dem Alltag: Heilung, Beruf und Liebe

Heilung einer Knieverletzung – ein Beispiel aus meinem eigenen Leben

Geburtsdatum: 13.3.1955

Am 22.11.2004 rutschte ich beim Verlassen des Hauses auf den leicht feuchten Treppenstufen meines Hauses aus, mit weitreichenden Folgen. Das Kreuzband des rechten Knies und der mediale Meniskus rissen, der laterale Meniskus war ebenfalls beschädigt. Die Schwere der Verletzung stand in keinem Verhältnis zum Unfall, außerdem war mein Allgemeinzustand so gut, daß ich noch in der Lage war, einen an diesem Abend angesagten Vortrag zu halten, auch wenn ich mich dafür mit Gehhilfen bewegen mußte.

Die ärztliche Diagnose am nächsten Tag war nicht ermutigend, und am 24.11. wurde eine Operation vorgenommen. Hier zeigte sich – entgegen der Diagnose vom Vortag, daß der laterale Meniskus sich »reponiert«, also an seine anatomisch richtige Stelle zurückbewegt hatte und der zunächst dramatisch aussehende Riß geglättet werden konnte. Damit verblieb dieser Meniskus als letzter, stabilisierender Faktor im Knie, allerdings war die Prognose auch weiterhin eher negativ. Eine weitere Operation wurde in

Aussicht gestellt, da niemand sich vorstellen konnte, daß mein Knie auf diese Weise noch sicher bewegt werden könnte. Der Heilungsverlauf aber war unerwartet gut, durch regelmäßiges Training konnte ich bald darauf alle meine beruflichen und privaten Verpflichtungen einschließlich sportlicher Aktivitäten wieder voll wahrnehmen. Eine leichte Unsicherheit beim Bewegen des Knies zeigt sich bis heute nur bei starker Übermüdung.

Diese Situation erschien mir insgesamt so rätselhaft, daß ich mich auf die biorhythmische Ursachenforschung machte.

Am Tag der Verletzung zeigt sich die Konstellation eines dreifachen Hochs, dessen Wirkung auch am Tag der Operation noch unvermindert anhielt. Dies erklärt den glücklichen Verlauf der Heilung. Da ich aber weder übermütig noch unüberlegt gehandelt hatte, wie es zuweilen an solchen Hochtagen geschieht, blieb die Ursache der Verletzung weiterhin unklar.

Deutlicher wird die Lage mit folgender Vorgeschichte.

Am 5.5.2001, einem Tag mit der Konstellation: körperliches Tief, seelisches Hoch, geistige Kurve wechselnd, machte ich mich nach einem Tag anstrengender Hausarbeit mit dem Fahrrad auf den Weg, um einige Besorgungen zu erledigen. Durch eine unachtsame Bewegung stürzte ich, nachdem ich auf herumliegendem, feuchtem Laub die Kontrolle über das Fahrrad verloren hatte. Die ganze Wucht des Aufpralls fokussierte sich auf das rechte Knie, das in der Folge anschwoll und monatelang Beschwerden verursachte. Bildgebende Verfahren ergaben keinen klaren Befund, so daß ich das Knie konservativ und mit naturheilkundlichen Methoden behandelte. Zunächst heilte es –

wenn auch langsam – zufriedenstellend ab, aber im Verlauf des Jahres 2004 begann es zunehmend zu schmerzen. Von der biorhythmischen Konstellation des 5.5.2001 läßt sich ein Unfall ohne weiteres erklären, da die aufsteigende seelische Kurve zur Überschätzung der Fähigkeiten geführt hatte, während das körperliche Tief im Grunde die körperliche Anstrengung (Hausarbeit) zu einer unverhältnismäßigen Belastung hatte werden lassen und das geistige Tief die fehlende Geistesgegenwart beim Fahren über das feuchte Laub erklärt. Eine Verletzung in dieser Konstellation, insbesondere aufgrund des körperlichen Tiefs, mußte langwierige Folgen haben, da die Heilungsvoraussetzungen denkbar schlecht waren. Es handelt sich bei diesem Tag wirklich um eine klassische biorhythmische Unfalldisposition.

Wie ist nun der Zusammenhang mit der Verletzung am 22.11.2004?

Um die Verbindung zwischen zwei Krankheiten oder Unfällen zu überprüfen, läßt sich die Methode von Dr. Fließ anwenden, der dafür die Anzahl der Tage zwischen den beiden fraglichen Ereignissen durch eine der beiden Primärrhythmen – also 23 oder 28 – teilt. Ist die Teilung möglich, dann gilt der gesundheitliche Zusammenhang vom biorhythmischen Gesichtspunkt aus als bewiesen, wobei das erste Ereignis dann auch als ursächlich anzusehen ist.

Ursächlich kann hier der seelische Primärrhythmus (der zur Fehleinschätzung der Kräfte am 5.5.2001 geführt hatte) angesehen werden. Tatsächlich ergibt die Anzahl der Tage zwischen den beiden Ereignissen – also dem Unfall mit Knieverletzung am 5.5.2001 und dem leichten Abrutschen des Beins mit der dramatischen Folge für das rechte Knie am 22.11.2004 – eine Zahl, die durch 28 teilbar ist.

Zwischen der Verletzung vom 5.5.2001 und der am 22.11.2004 liegen 1009 Tage, abzüglich des Schalttages im Jahr 2004 ergeben sich also 1008 Tage, ein Vielfaches von 28, nämlich 36x28. Damit ist nach Dr. Fließ ein ursächlicher biorhythmischer Zusammenhang zwischen diesen beiden Unfällen nachgewiesen. So erklärt sich auch die zweite Knieverletzung, die ansonsten ein biorhythmisches Rätsel bliebe. Was durch den seelischen Zyklus verursacht wurde, manifestiert sich periodisch durch ein Vielfaches des 28-Tage-Zyklus, in einer Folgeverletzung des nicht gut ausgeheilten und geschwächten Halteapparates des rechten Knies. Die unerwartete und ungewöhnlich gute Heilung des Kniegelenks, selbst bei anatomisch ungünstiger Voraussetzung, ist bedingt durch das dreifache Hoch, das am Tage der Operation noch voll wirksam war.

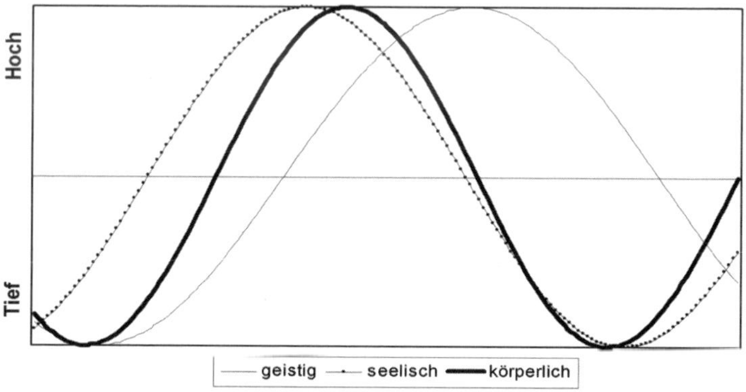

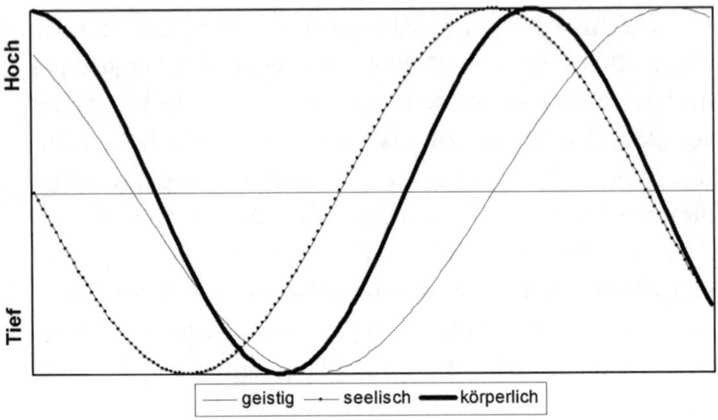
Hoch
Tief
geistig
seelisch
körperlich

Das gelungene Bewerbungsgespräch – Beispiel aus dem Berufsleben

Geburtstag von Mirja 2.6.1975

In der heutigen Zeit sind berufliche Veränderungen mit allerhand Schwierigkeiten verbunden. Es ist schwer genug, überhaupt zu einem Bewerbungsgespräch eingeladen zu werden, um so wichtiger ist es für die Interessenten, dabei auch einen guten Eindruck zu hinterlassen. Hier folgt nun das Beispiel eines erfolgreichen Bewerbungsgespräches – also eines, auf das zehn Tage später die Zusage zur Einstellung erfolgte.

Das Bewerbungsgespräch fand statt am 6.6.2005. Vorher hatte sich Mirja – aus ungekündigter Stellung – schon mehrfach beworben, ohne Erfolg zu haben. Sie wollte sich beruflich verbessern, da sie am Arbeitsplatz so viel Streß erlebte, daß sie bereits gesundheitliche Probleme entwickelt hatte. Dabei wollte und konnte sie allerdings nicht das Risiko eingehen, ohne feste Aussicht auf eine andere Stelle zu kündigen. Am 6.6.2005 zeigte die biorhythmische Konstellation: körperliches Tief • seelische Kurve wechselnd • geistiges Hoch.

Zehn Tage später erhielt sie die Zusage, an diesem Tag hatte sie die Konstellation:
• körperliches Hoch • seelisches Tief • geistige Kurve wechselnd

Entscheidend für die Zusage des künftigen Arbeitgebers ist aber die Konstellation des Bewerbungsgesprächs. Am Tag der Zusage – also dem 16.6.2005 – konnten Mirjas biorhythmische Kurven ja nur ihre eigene Reaktion, also wiederum Zusage oder Absage des Angebots, bewirken.

Die Bewertung der Konstellation kann eigentlich nur ermutigen, denn normalerweise gilt es nicht als besonders günstig, wenn beide Primärrhythmen kritisch stehen. Das Tief im körperlichen Zyklus dämpft die Energie und Zuversicht. Ein periodischer Tag im seelischen Zyklus muß bei ausgeglichener Gemütslage aber nicht kritisch wirken. Im Gegenteil, die wechselnde Energie kann für eine mögliche Neuerung besonders empfänglich und offen machen. Dies scheint hier der Fall gewesen zu sein. Das absolute Plus dieser Tageskonstellation ist das geistige Hoch. Brillanz, Redegewandtheit und Geistesgegenwart waren dadurch sichergestellt, gepaart mit der Offenheit für die neue Situation (durch den seelisch wechselnden Zyklus) konnte das körperliche Tief mühelos ausgeglichen werden. Vielleicht lag dem Unternehmen auch gar nicht an einem besonders dynamisch oder kraftvoll auftretenden Mitarbeiter.

Auch am Tag der Zusage konnte Mirja wieder auf ein Hoch bauen, diesmal im körperlichen Zyklus. Dadurch fühlte sie sich energisch und stark genug, die Veränderung anzugehen, auch wenn das seelische Tief eine eher schwache Energie lieferte. Aber allzu viel Optimismus ist ja für einen beruflichen Neubeginn gar nicht immer förderlich. Jedenfalls wird Mirja die Zusage gemacht haben, ohne daran zu denken, daß der Wechsel und die vorherige Kündigung durchaus Probleme mit sich bringen können. Im geistigen Zyklus war die Energie wechselnd, was die Entscheidung für eine Veränderung begünstigt. Fazit wäre, daß tatsächlich ein Hoch bei insgesamt guter Verfassung ausreichen kann, um sich gegen andere Bewerber durchzusetzen.

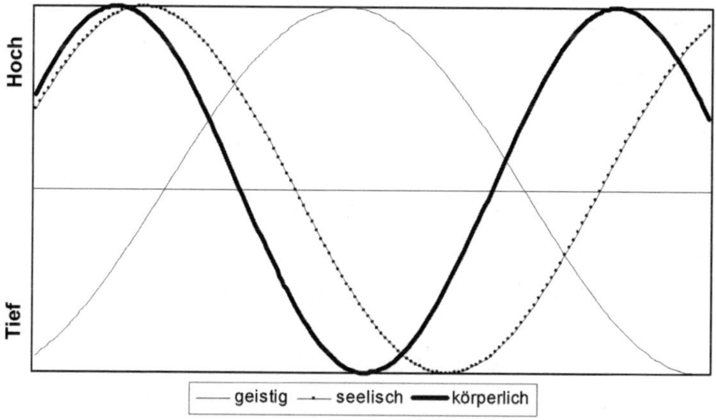
Hoch
Tief
geistig
seelisch
körperlich

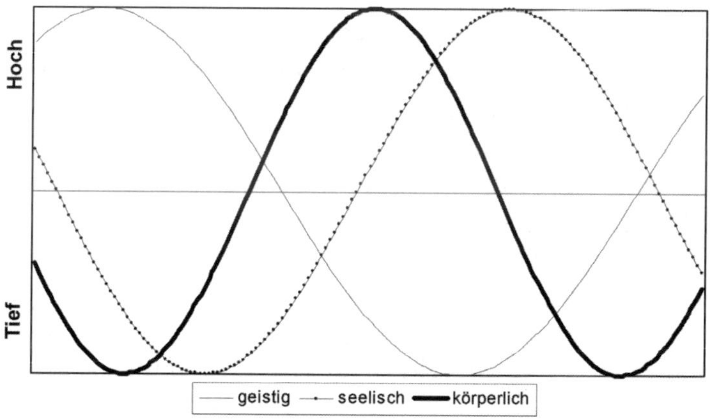
Hoch
Tief
geistig
seelisch
körperlich

Sich verlieben – das Beispiel zum Thema Liebe

Das Leben kennt unendlich viele Variationen, wenn es darum geht, daß sich zwei Menschen, die füreinander bestimmt sind, begegnen sollen. Weder Mangel an Gelegenheit noch räumliche Distanz können ein echtes Hindernis bilden. Dafür ist die nachfolgende Geschichte der beste Beweis.

Sandra, Geburtsdatum 28.8.1977, und Mark, 3.4.1978, lernten sich am 5.3.2002 durch einen Irrtum beim Anwählen im Chat kennen. Mark befand sich in einem gefährlichen militärischen Einsatz in Osteuropa, Sandra am Ende eines aufreibenden Arbeitstages im Westen. Nach einem längeren schriftlichen Austausch im Internet beschlossen die beiden, noch am selben Tag miteinander zu telefonieren, was trotz einiger technischer Probleme, durch schlechte Leitungen bedingt, auch gelang. Nach diesem Gespräch stand für beide fest, daß sie zusammengehörten, obwohl sie noch nicht einmal wußten, wie der andere aussieht. Drei Jahre später waren sie tatsächlich glücklich verheiratet.

Wie erklärt sich diese romantische und sicherlich ungewöhnliche Liebesgeschichte biorhythmisch?

Beide hatten am 5.3.2002 dieselbe biorhythmische Konstellation: körperliches Hoch, seelisches Tief, geistige Kurve wechselnd.

Dieser Umstand erklärt das geradezu als magisch erlebte gemeinsame Verstehen, die sofortige Vertrautheit, die sich einstellte, obwohl sie den Partner nie gesehen hatten.

Das körperliche Hoch bewirkt gute Laune, Zuversicht und Wohlbefinden – alles Voraussetzungen für das erfolgreiche Flirten. Und dies ist schließlich auch am Telefon sehr gut möglich. Das seelische Tief vermied im Gegenzug jedwede Euphorie oder Illusion, kann aber bei beiden eine gesteigerte Sehnsucht nach Nähe hervorgerufen haben, so daß es eine offene Begegnung förderte und einer realistischen Einschätzung der Situation nicht im Wege stand. Der geistige Zyklus war wechselnd, was bei guter geistiger Verfassung eine Bereitschaft für eine Veränderung und Neuorientierung begünstigt.

Diese Konstellation garantierte eine gesunde Einschätzung der Lage, bei gleichzeitiger Offenheit für die ungewöhnliche Situation, und auch die Sehnsucht nach Veränderung, die ja immer einen Anfang fördert.

Grundsätzlich ist eine Ähnlichkeit der biorhythmischen Zyklen eine gute Voraussetzung für das Verständnis in der Partnerschaft, allerdings wird sich bei solchem Gleichklang nicht nur die Freude, sondern auch die ungünstige Verfassung potenzieren. Aber es wundert vom biorhythmischen Gesichtspunkt aus nicht, daß auf diese spektakuläre erste »Begegnung« tatsächlich eine Hochzeit folgte.

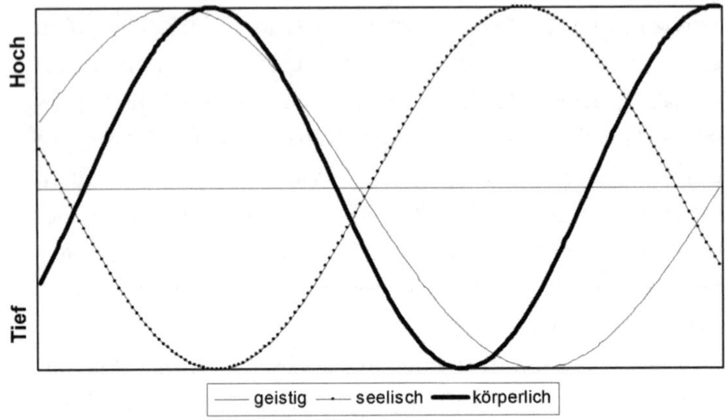
Hoch
Tief
geistig
seelisch
körperlich

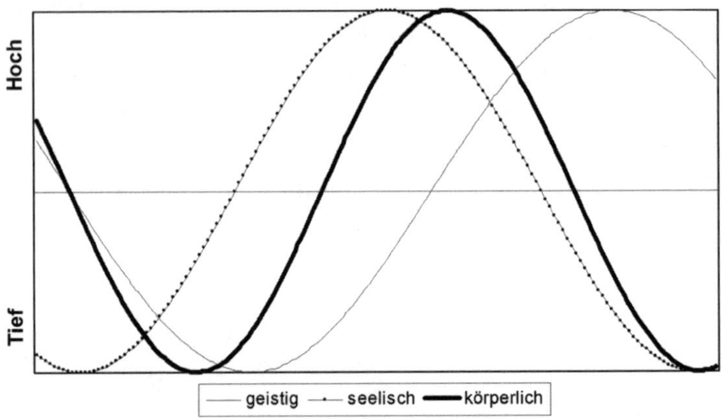
Hoch
Tief
geistig
seelisch
körperlich

Quellentexte

Rudolf Steiner: Geisteswissenschaftliche Menschenkunde, 1909

Wilhelm Fließ: Zur Periodenlehre, Diederichs, Jena 1925

Wilhelm Fließ: Von den Gesetzen des Lebens, Edition Qumran, Frankfurt 1985

Hermann Swoboda: Das Siebenjahr, Orion Verlag, Leipzig 1917

Hans R. Früh: Leistungskurve, Rhythmenpraxis, Verlag H. R. Früh, Bassersdorf 1953

Hans R. Früh: Sieg der Lebensrhythmen, Durisch, Bern, 1971

Walter A. Appel: Die neue Lebenshilfe Biorhythmik, Falken Verlag,1978

Malte H. Wilkens: Der Biorhythmus bestimmt unser Leben, Heyne, 1983

Connelly: Das Gesetz der fünf Elemente, Heidelberg 1987

Jacyntha Crawley: Der Schlüssel zum Biorhythmus, Irisiana 1996

Ulrich Bauhofer: Aufbruch zur Stille, LübbeVerlag, Bergisch Gladbach 1997